自体牙
移植手术
图谱

主　编	侯　锐
副主编	许　杰
	朱庆林
主　审	胡开进

人民卫生出版社
·北 京·

图书在版编目（CIP）数据

自体牙移植手术图谱 / 侯锐主编 . —北京：人民
卫生出版社，2023.12
ISBN 978-7-117-35728-9

Ⅰ. ①自… Ⅱ. ①侯… Ⅲ. ①种植牙–口腔外科学–
图解 Ⅳ. ①R782.12-64

中国国家版本馆 CIP 数据核字（2024）第 001494 号

| 人卫智网 | www.ipmph.com | 医学教育、学术、考试、健康，购书智慧智能综合服务平台 |
| 人卫官网 | www.pmph.com | 人卫官方资讯发布平台 |

自体牙移植手术图谱
Zitiya Yizhi Shoushu Tupu

主　　编：侯　锐
出版发行：人民卫生出版社（中继线 010-59780011）
地　　址：北京市朝阳区潘家园南里 19 号
邮　　编：100021
E - mail：pmph @ pmph.com
购书热线：010-59787592　010-59787584　010-65264830
印　　刷：北京华联印刷有限公司
经　　销：新华书店
开　　本：889 × 1194　1/16　　印张：11
字　　数：281 千字
版　　次：2023 年 12 月第 1 版
印　　次：2024 年 2 月第 1 次印刷
标准书号：ISBN 978-7-117-35728-9
定　　价：168.00 元
打击盗版举报电话：010-59787491　E-mail：WQ @ pmph.com
质量问题联系电话：010-59787234　E-mail：zhiliang @ pmph.com
数字融合服务电话：4001118166　　E-mail：zengzhi @ pmph.com

编 者
（以姓氏笔画为序）

马媛媛　空军军医大学（原第四军医大学）口腔医院

王捍国　空军军医大学（原第四军医大学）口腔医院

吕　昕　空军军医大学（原第四军医大学）口腔医院

朱庆林　空军军医大学（原第四军医大学）口腔医院

朱明慧　空军军医大学（原第四军医大学）口腔医院

刘艳丽　空军军医大学（原第四军医大学）口腔医院

许　杰　空军军医大学（原第四军医大学）口腔医院

许广杰　中国人民解放军海军特色医学中心

李永清　空军军医大学（原第四军医大学）口腔医院

杨　霞　空军军医大学（原第四军医大学）口腔医院

周子凌　空军军医大学（原第四军医大学）口腔医院

周宏志　空军军医大学（原第四军医大学）口腔医院

侯　锐　空军军医大学（原第四军医大学）口腔医院

隋秉东　空军军医大学（原第四军医大学）口腔医院

惠小勇　中国人民解放军火箭军广州特勤疗养中心

主编简介

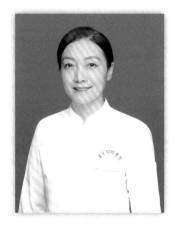

侯 锐

口腔医学博士。空军军医大学口腔医院口腔颌面外科副教授,副主任医师,硕士研究生导师。第一届中华口腔医学会和陕西省牙及牙槽外科专委会委员,第四届陕西省口腔颌面外科专委会副主任委员。曾在美国华盛顿 DC 华盛顿医学中心口腔颌面外科学习进修。擅长自体牙移植术、牙外伤的急诊处理以及头面部疼痛的中西医综合诊治。2013 年至今已举办中华口腔医学会继续教育项目"规范化自体牙移植及其多学科应用" 11 期。主编《自体牙移植多媒体网络教程》、主译《自体牙移植》,承担国家自然科学基金 1 项、省级基金 3 项,国家、军队及院校级课题 6 项。以第一作者和通信作者在 *Journal of Oral & Maxillofacial Surgery* 等专业杂志上发表 SCI 收录的英文论文 11 篇、在《中华口腔医学杂志》等核心期刊上发表中文 72 篇。第一申请人获实用新型专利 6 项及外观设计专利 2 项。"骨与软骨组织工程的应用研究" 获陕西省科学技术奖一等奖(2011 年,排名第 10),"牙槽骨功能保存与重建临床新技术应用研究" 获陕西省科学技术奖一等奖(2015 年,排名第 7),"信息化技术在口腔颌面外科教学中的应用" 获陕西省教学成果奖一等奖(2017 年,排名第 2)。作为颌面部关键器官修复与再生创新团队的核心成员入选 2023 年陕西高校青年创新团队。

Foreword

Dear Reader:

It is my great honor to write the foreword of this book. About 10 years ago I visited Xi'an to share the information about autotransplantation of teeth (ATT) with Rui and her colleagues, dentists in the military. I have been discussing ATT with her since that time.

Words associated with autotransplantation of teeth may still be "pessimism and tragedy" for some dentists but "hope and pleasure" for the others. The difference stems from different experiences of the dentists themselves or biases of teachers and peers with whom they have discussed the procedure.

I myself have engaged in ATT more than 40 years since I started my dental practice in my office in 1982, Aichi, Japan. However, many dentists were not interested in this technique in those days. As the popularity of implants increased, that of ATT decreased.

ATT is not a new treatment modality but classic, which developed more than 70 years ago. The success rate of ATT was not high at beginning because the biologic background was not sufficient. This technique was about to fade away into dental histories. But Dr. Jens Andreasen from Copenhagen, a father of contemporary tooth transplantation improved the situation greatly through the experiments and clinical studies. Now ATT is one of conventional dental options in therapy. Dentists can't help making treatment planning without taking ATT into consideration. You will be able to find many advantages in ATT over the other treatments such as implants.

I am very sure this book is a mile stone of ATT in China.

Mitsuhiro Tsukiboshi, DDS, PhD

General Practitioner, Aichi, Japan

Past President of IADT in 2009, 2010

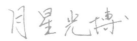

前　言

自体牙移植是一种有效、安全的缺牙修复技术。它在恢复牙列完整、维持牙槽突高度以及提供美学与生理学功能方面具有独特的优越性，目前在口腔医学多个学科中得到广泛应用，是值得口腔专业医师掌握的一项技术。

2011年我们团队即在国内开展了规范化的自体牙移植，随后翻译出版译著《自体牙移植》。在10多年的实践中我们完成并收集整理了1 251例（截至2023年9月30日）临床病例。在总结分析病例、阅读文献，以及 *Autotransplantation of Teeth* 作者 Mitsuhiro Tsukiboshi 博士的指导帮助下，经过3年多的努力，我们编写了这部中文专著《自体牙移植手术图谱》，以期提高我国口腔界自体牙移植的诊治水平。2017年9月我们团队推出微信公众号"易牙ATT"，向广大医患人群推送自体牙移植的知识和技术。2020年8月，经中华口腔医学会牙及牙槽外科专委会多位专家教授审阅，我作为通信作者撰写的《自体牙移植术规范化操作流程专家共识》发表在《中国口腔颌面外科杂志》上。2021年我们团队主编出版《自体牙移植多媒体网络教程》。我们希望通过书籍和网络，能够引起更多口腔专业人员对自体牙移植的注意和重视，能够帮助年轻医师或有志于从事自体牙移植的医师了解并系统学习规范、标准、专业的操作，期望更多关注自体牙移植的口腔专业人员能逐步开展和应用，寄望更多已经开展自体牙移植的口腔专业人员能够将其提高和完善。

全书共600余幅临床病例照片，内容全面、图文并茂、形象直观。

本书共分为五章：第一章回顾自体牙移植的历史，概述自体牙移植的定义、分类、适应证和优缺点、自体牙移植与口腔其他学科的联合应用以及展望。第二章为自体牙移植的术前临床检查、影像学检查、术前评估和术前准备。第三章详细讲解自体牙移植的手术步骤、术后医嘱及后续治疗，简要概括了牙槽内移植和意向再植的手术。第四章分别介绍自体牙移植术中、术后并发症的原因及防治，以及自体牙移植的术后评价。第五章介绍自体牙移植术后的根管治疗术和（显微）根尖外科手术。相比 2001 年出版的英文专著及其后的译著，本书首次提出自体牙移植术前评估的概念和术后评价标准，以及自体牙移植术中、术后并发症的原因、处理及预防。本书还特别介绍了自体牙移植相关的（显微）根尖外科手术。

全书由空军军医大学（原第四军医大学）口腔医院多个专业科室的专家教授和青年医师参与编写，包括许杰副教授、朱庆林副教授、吕昕副教授、王捍国副教授、刘艳丽副教授、朱明慧博士、周宏志教授、周子凌和隋秉东博士、马媛媛硕士。信息科退休的康维更老师描绘部分示意图。更要提出的是我的研究生杨霞、许广杰、惠小勇、李永清四名医师为本书的编撰修改付出极大心血。所有人员不辞辛苦地精心编写，力求向读者展示简洁明确的文字和清晰精美的照片。本书编写还得到中华口腔医学会牙及牙槽外科专委会首任主任委员胡开进教授，我的博士研究生导师毛天球教授、硕士研究生导师薛振恂教授多方面的指导以及全科医护同事的支持、鼓励和帮助。最后感谢我家庭所有成员对我的鼓励和支持。在此向他们表示衷心感谢。

鉴于水平、经验、条件，以及诊治观念、技术和材料的发展，本书难免存有疏漏不足，恳请国内外同道不吝赐教，提出宝贵意见和建议，以便再版时及时修订完善。

编　者

2023 年 10 月

目　录

第一章

自体牙移植简介

第一节
自体牙移植的历史和背景

牙移植的概念对口腔专业医师来讲既熟悉又陌生。历史上的牙移植在古埃及时期就有记载。文艺复兴时期法国著名外科医师 Amboise Pare 是最早记录牙移植的医师。那时的牙移植大多是不同人之间的异体牙移植,甚至还有少数的异种牙移植。虽然移植的成功率不高,远期效果不理想,适应证选择局限,但这一技术曾经一度风行,并造成牙齿的买卖和传染病的传播。直到 19 世纪后期才逐渐被瓷牙替代。

1950 年,美国医师 Apfel H 首次移植患者自身一颗未完全发育的第三磨牙替代下颌第一磨牙获得成功,并在 1954 年的 *JADA* 杂志中对自体牙移植概念进行了描述,即将阻生的未完全发育的第三磨牙拔出后移植替代严重龋坏、无法修复的第一磨牙。从此,临床医师开始了几十年的探索之路。

通过查询 PubMed 数据库,关于自体牙移植的早期文献有 1963 年 Nordenram 对自体牙移植的临床和试验调查;1967 年 Ermolov 和 Caprioglio 等对儿童牙胚和成人第三磨牙牙胚自体移植的报道;1969 年 Thonner 对上颌埋伏阻生尖牙自体移植的研究报道;以及 1974 年 Conklin 在无牙颌患者中进行埋伏阻生第三磨牙的自体牙移植病例报道等。

虽然这一时期自体牙移植的成功率仅约 50%,但该技术在 20 世纪中期非常流行。当时手术成功的评价标准是患者术后无明显不适,移植牙周围有软硬组织再生,而且能保持 2 年以上功能。失败的主要原因是移植后的牙齿不能继续发育或出现牙根吸收等。

20 世纪 80 年代,牙种植体材料和口腔种植学技术开始发展,并在短短几十年中快速成熟和进步。虽然牙种植对自体牙移植方法和技术造成强大冲击,但是自体牙移植仍然得到一些学者和医师的持续关注,他们在这一领域做了大量的基础研究和临床病例。尤其是有关牙移植后组织愈合理论的研究成果和口腔医学技术材料的巨大发展促进了其进一步的临床应用。其中贡献巨大的有瑞典的 Jens O.Andreasen 医师和日本的 Mitsuhiro Tsukiboshi 医师。1990 年 Andreasen 连续发表 4 篇文章对 370 例前磨牙自体移植的病例进行长期观察随访并阐述移植后牙髓愈合、牙周膜愈合以及牙根继续发育的临床观察结果。2001 年,Mitsuhiro Tsukiboshi 通过总结自己的大量病例撰写并出版了 *Autotransplantation of Teeth* 一书,有力推动了自体牙移植临床应用的进一步发展。

受国际临床研究热点的影响,中文文献从 20 世纪四五十年代开始有个案报道。我国高等医学院校口腔专业教材《口腔颌面外科学》在早期的第 1 版至第 3 版中一直将牙移植作为单独的章节介绍,但之后的版本再无任何内容涉及自体牙移植。虽然近年来一直有少量自体牙移植的病例总结,但操作技术方法不规范,材料设备陈旧,没有统一的愈合标准。2011 年侯锐、周宏志等即在国内开展了规范化自体牙移植技术,2013 年将 *Autotransplantation of Teeth* 一书翻译成中文译著《自体牙移植》出版,2013 年起每年举办中华口腔医学会继续教育项目——规范化自体牙移植技术及其多学科应用。2016 年胡开进教授主编出版的国家卫生和计划生育委员会"十三五"规划教材、全国高等学校研究生规划教材(口腔医学专业)《牙及牙槽外科学》又重新给予一章的篇幅介绍自体牙移植。

2017 年人民卫生出版社出版的《临床技术操作规范（口腔医学分册）》在口腔颌面外科学章节中介绍了自体牙移植的操作规范。2020 年 8 月，侯锐等执笔、中华口腔医学会牙及牙槽外科专委会审稿，《自体牙移植术规范化操作流程专家共识》发表于《中国口腔颌面外科杂志》上。2021 年侯锐等制作《自体牙移植多媒体网络教程》并由人民卫生电子音像出版社出版。近十年来，侯锐和其小组组员完成了大量自体牙移植病例，开展多项临床研究，总结经验及统计分析后在国内期刊上发表了多篇文章，为自体牙移植的宣传推广做出了努力。

近年来，自体牙移植相关的学习、培训遍布国内数十个省、市、自治区，这一技术已经得到了越来越多口腔专业同行和广大患者群体的认可。由此可见，自体牙移植方兴未艾，在多专业跨学科的共同协作和努力下，一定会越做越好。

第二节
自体牙移植的定义及分类

一、定义

自体牙移植（autogenous transplantation，autoplastic transplantation，autotransplantation）是指将牙齿从牙槽骨一个位置移植到同一个体牙槽骨的另一位置的过程。

二、分类

自体牙移植分为三类：①传统移植，是指将埋伏、阻生、错位或异位萌出的牙齿转移到需要拔牙部位或缺牙部位的牙槽窝内（图 1-1）；②牙槽内移植，是指通过手术的方法将牙齿牵出或扶正使其恢复到牙槽窝内原有位置的过程（图 1-2），包括将折裂的断端位于龈下的牙根拔出后在龈上位置再植入原牙槽窝内，以及将倾斜牙齿拔出后植入重新预备的竖直的牙槽窝内；③意向再植，是指将患牙拔出后，经过（显微）根尖外科手术等离体处理后再植入原有牙槽窝（图 1-3）。

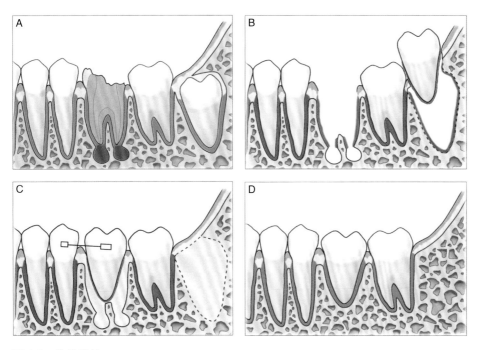

图 1-1 传统移植

（引自 Mitsuhiro Tsukiboshi 的 *Autotransplantation of Teeth*）

A. 左下颌第一磨牙大面积龋坏，根尖病变，无法保留，左下颌第三磨牙未萌出，冠根形态良好，冠根比适合

B. 拔除左下颌第一磨牙，完整拔出左下颌第三磨牙

C. 修整左下颌第一磨牙牙槽窝后将第三磨牙植入，并进行固定

D. 一段时间后左下颌第三磨牙在第一磨牙的位置与周围软硬组织愈合

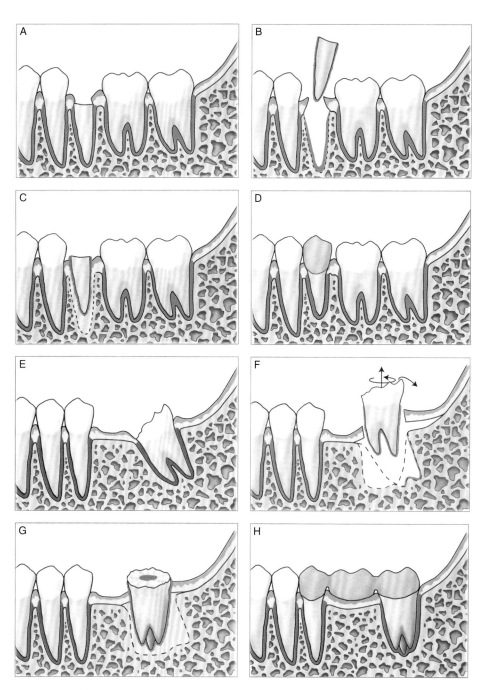

图 1-2　牙槽内移植

（引自 Mitsuhiro Tsukiboshi 的 *Autotransplantation of Teeth*）

手术牵出：A. 左下颌第二前磨牙折裂，折裂线位于龈下，常规方法无法保留

B. 微创拔出左下颌第二前磨牙牙根

C. 将左下颌第二前磨牙牙根重新植入原牙槽窝，使断面位于牙龈上方，并进行固定

D. 一段时间后左下颌第二前磨牙与周围软硬组织愈合，最后进行冠修复

手术扶正：E. 左下颌第三磨牙大面积龋坏，近中倾斜，左下颌第一、第二磨牙缺失

F. 微创拔出左下颌第三磨牙，将其旋转，同时预备竖直的牙槽窝与其匹配

G. 将左下颌第三磨牙垂直植入预备后的牙槽窝，并进行固定

H. 一段时间后左下颌第三磨牙与周围软硬组织愈合，最后进行固定桥修复

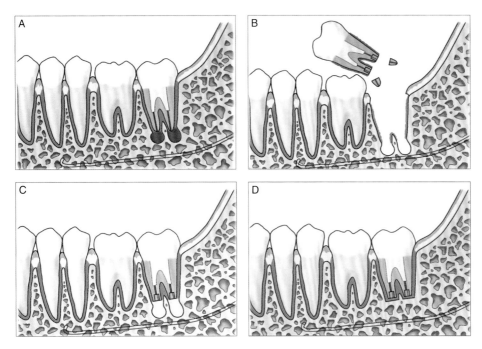

图 1-3　意向再植

（引自 Mitsuhiro Tsukiboshi 的 *Autotransplantation of Teeth*）

A. 左下颌第二磨牙根管治疗后又出现根尖病变，牙髓腔内有桩核修复体且无法去除

B. 微创拔出左下颌第二磨牙后切除根尖并处理牙槽窝

C. 对左下颌第二磨牙进行逆行充填后再植入原牙槽窝

D. 一段时间后左下颌第二磨牙与周围软硬组织愈合

第三节
自体牙移植的适应证、禁忌证和优缺点

掌握自体牙移植的适应证和禁忌证是移植获得成功的基础,明确自体牙移植的优缺点能更好地解决患者对缺牙修复的疑惑。

一、适应证

1. 传统移植

(1)患牙因残根、残冠、外伤、折裂、畸形、肿瘤等原因无法保留需要拔除或已经缺失。

(2)供牙健康无功能、且牙根发育期在 Moorrees 4 期以上(表 1-1)、冠根形态和大小与受牙区匹配;受牙区间隙和牙槽骨有足够的宽度和高度来容纳供牙。

(3)患者无任何严重的系统性疾病,要求并同意手术。

表 1-1　牙根发育的分期(Moorrees 等分类法)

1 期	牙根开始形成
2 期	1/4 牙根形成
3 期	1/2 牙根形成
4 期	3/4 牙根形成
5 期	牙根基本形成,根尖开放
6 期	牙根完全形成,根尖有一半闭合
7 期	牙根完全形成,根尖基本完全闭合

2. 牙槽内移植

(1)无法通过正畸牵引矫正的异位牙、扭转牙或埋伏阻生牙。

(2)外伤或咬合致冠根折,折裂线深,难以修复或保留的牙。

(3)深龋侵犯生物学宽度,难以修复或保留的牙。

上述情况可以通过手术来改变牙齿位置后保留牙齿,同时可以发现易被忽视的牙根折裂线,从而确切诊断牙外伤,并保存牙槽嵴的高度和宽度。

3. 意向再植

当有桩核修复体且无法去除、根尖钙化或有侧副根管等情况的患牙发生牙髓来源病变时,可以选择意向再植的方法保留患牙。

二、禁忌证

（1）供牙本身存在严重病变或畸形,如牙周附着丧失过多(超过 1/2)、牙根过度弯曲(去除弯曲根尖后的根长小于牙冠高度)或者根分叉过大(分叉根之间距离超过受牙区近远中径和颊舌径)冠根比失调。

（2）受牙区宽度、高度以及与对殆牙的殆龈距离相比供牙牙冠明显不足(差值大于 2mm),受牙区牙槽骨有明显缺损、畸形或病变,剩余骨壁的高度或宽度不足原骨壁高度或宽度的 1/3。

（3）患者有严重的口腔或全身系统性疾病,尤其是重度牙周炎、骨代谢疾病等。

三、优缺点

自体牙移植作为牙列缺损的治疗方案之一,在功能、时间、费用、预后和生物相容性等方面相对其他治疗方案具有以下优越性。

（1）可以维持牙列形态的完整,行使良好的咬合功能。

（2）可以重建良好的牙周膜,有本体感觉。

（3）可以诱导和促进牙槽骨的再生和龈乳头的形成。

（4）可以随着颌骨发育而在牙列中萌出或自动调整至合适的位置,而且可以接受正畸矫治移动。

（5）失败后不影响后期的种植或修复治疗。

（6）生物相容性好,没有免疫排斥风险。

（7）治疗周期短,花费低,不需要预备邻牙,不需要特殊的仪器设备。

当然,自体牙移植也存在一些缺点和局限性。

（1）如果没有供牙,就不能考虑自体牙移植。

（2）需要掌握更多规范化和标准化的外科手术操作。

（3）术后牙髓状态的评估缺乏规范化指南标准,根管治疗要求更为精细。

（4）预后评估指标需要进一步明确。

所以,当在临床中遇到适合的自体牙移植病例,并经全面评估确实优于其他治疗方案(如种植义齿、可摘义齿、固定义齿、正畸等)时,应该考虑作为治疗的首选方案。

第四节
自体牙移植与口腔多学科联合治疗

自体牙移植不仅仅是口腔外科的专科治疗,它与牙体牙髓病学、牙周病学、口腔修复学、口腔正畸学以及儿童口腔医学等各门学科都有密切关系,合理应用自体牙移植可以从功能、美观和经济等方面给医患双方均带来满意效果。此外,了解自体牙移植与牙种植的比较,有助于更好地对缺牙修复治疗方案进行选择。

一、自体牙移植与牙体牙髓病学

发育完成的牙齿移植后常规需要进行根管治疗以预防牙髓感染和牙根吸收。通常是在移植术后分次进行根管预备和充填。如果能够严格控制离体时间和避免供牙牙周膜受损伤,可以在术中于体外直视下对供牙进行一次性根管治疗或截根后逆行充填,以减少根管治疗后疾病的发生率。对于牙根未完全发育的牙齿,要定期监测牙髓活力,一旦出现牙髓坏死迹象应该尽快完成根管治疗。

对于术中发现供牙根尖重度弯曲或者拔除时根尖意外折断的情况,可联合应用(显微)根尖外科手术,在移植术中同期体外完成供牙牙根逆行预备充填,形成良好的根尖封闭后再植入受牙区。

此外,对于一些在体显微根尖外科手术入路困难的上下颌第一、第二磨牙,根尖接近颏孔的下颌前磨牙以及根尖接近下颌神经管的下颌磨牙,选择拔出患牙后体外迅速进行根尖外科手术然后回植牙槽窝的意向再植方法更为合适。

二、自体牙移植与牙周病学

牙周病患者进行自体牙移植时必须严格掌握适应证,选用有足够活性牙周膜附着的供牙来修复该类患者合适位置的牙列缺损。这不仅可以促进牙槽骨形成,增加垂直骨高度,而且可以有效减轻患者痛苦,降低医疗费用。

对于牙周病患者牙移植术的时机,有两种观点。通常认为患牙牙槽窝属于感染创面,内含大量致病细菌及毒素,应待牙槽窝彻底愈合后再进行移植,但此时牙槽骨高度会进一步降低,移植手术难度会进一步增加。也有学者在彻底搔刮患牙牙槽窝内病变组织后即刻同期进行自体牙移植,术后 2 年时复查结果较为满意。但是对于重度牙周病患者的远期预后及效果还有待更进一步的观察研究。

三、自体牙移植与口腔修复学

在合理选择适应证的条件下,自体牙移植可以成为义齿之外缺牙修复的首选方法,最常见的就是将萌出或阻生的第三磨牙移植替代第一或第二磨牙。当第一、第二磨牙均缺失,并且第三磨牙阻生时,可考虑采用手术扶正的牙槽内移植方法将第三磨牙植入第二磨牙区,再通过固定义齿修复第一磨牙。

对于外伤导致的复杂冠根折,当折裂线位于龈下或由于美观等问题无法保留时,采用手术牵出的牙槽内移植方法保留患牙残余冠根,后期进行冠修复的方法不但可以保存牙槽骨高度,而且修复过程快速、安全。

四、自体牙移植与口腔正畸学

在制订正畸矫治方案时,对于先天或外伤导致的牙齿缺失,如果患者牙弓其他部位存在牙列拥挤情况,正畸联合自体牙移植的方法既能排齐牙列,又能修复缺牙。最常见的是将需要减数的前磨牙移植到缺失的上颌中切牙或侧切牙位置,后期利用修复体恢复牙冠外形。

对于无法通过正畸矫正的阻生牙或异位萌出的恒牙,如上颌尖牙和中切牙,牙槽内移植能提供事半功倍的效果。需要强调的是,移植前需要在受牙区开辟足够间隙以容纳供牙,故术前拍摄 CBCT 来仔细测量受牙区冠方和根方间隙大小以及制作供牙模型,对于术中试植比对是非常重要的。

如果移植后牙齿在牙弓内的位置和角度不理想,或是在移植前已经制订正畸治疗方案,要选择在移植后适当的时间开始正畸治疗。此时,正畸治疗不但可以改变移植牙的位置,也可以改变牙槽骨的高度。文献中关于移植后正畸治疗开始时间的报道各不相同。对于偏离正常位置距离较大的移植牙需要早期向外牵拉时,可以在术后 1 个月开始,以预防早期根骨粘连,后期再对移植牙牙冠进行改形修复。

五、自体牙移植与儿童口腔医学

自体牙移植用于儿童恒牙阻生或缺失治疗有助于减少牙列发育、颌骨发育和颅颌面发育的异常。主要应用在以下两种情况。

1. 利用正畸减数需要拔除的第一、第二前磨牙或阻生牙、多生牙修复缺牙　当供牙牙根发育在 Moorrees 4~5 期时,术后获得牙髓愈合的可能性更大。

2. 通过牙槽内移植保留因外伤造成冠根折的年轻恒牙　目前,学者们对牙根发育不足 Moorrees 4 期的牙齿能否作为供牙还持有争议观点,这是自体牙移植在儿童口腔医学领域研究的难点。

六、自体牙移植与口腔种植学

自体牙移植与牙种植在本质上均为缺牙修复技术,二者的治疗过程也有相似性,都是将自体天然牙或人工牙根材料植入缺牙区。两者均具有维持牙弓形态完整、行使良好咬合功能和无须大量调磨邻牙等优点。两者不同之处如以下几方面所述。

1. 功能和美观　移植牙具有天然牙的基本功能,具有良好的美学效果,但是少数移植牙需要后期冠修复或嵌体修复才能达到良好的咬合关系和美观效果。种植牙可以根据缺牙的位置和应有形态进行冠部义齿的功能和美观设计制作。

2. 年龄　自体牙移植对年龄无特殊要求。只要满足适应证均可以进行移植,对于年龄较大的患者,在严格选择适应证和微创操作下,也能获得成功。

由于种植体的愈合是牙槽骨和种植体表面的骨结合,而且种植体的位置不会在牙槽骨内发生任何变化,更不会与邻牙一起萌出,故随着生长发育,种植牙会逐渐位于咬合平面以下。因此,对于年龄较小的患者,若选择种植修复,则应待其成年后实施。

3. 时间和费用　自体牙移植常规治疗周期为 6~8 周,一般需要 4 次就诊,包括患牙拔除及自体牙移植、拆除缝线、根管预备和根管充填。二期移植一般需要在患牙拔除后等待 2~4 周,待软组织愈合后再行移植手术,所以治疗总时间通常为 8~12 周。

牙种植需要根据患者缺牙区牙槽骨骨质情况决定是否同期植骨以及是否需要二期手术,其治疗周期各有不同。一般愈合期 3 个月,需要 4~5 次就诊,包括种植手术、拆除缝线、二期手术、制取模型以及戴牙。患者实施植骨手术后愈合期需延长到 6~8 个月。若为前牙美学区种植,治疗周期一般需 9~12 个月,其间还需要增加过渡义齿制取模型、牙龈塑形等操作及就诊次数。

就费用而言,因为自体牙移植仅用常规微创拔牙器械即可完成,一般不需要辅助人工材料,故治疗费用低。牙种植需要专用器械和牙种植体,治疗费用相对较高。

第五节
自体牙移植的展望

曾有学者将自体牙移植称为是一种优雅的牙科治疗，是一种"艺术"，是值得口腔专业医师掌握与应用的临床操作技术。基于目前基础和临床研究的现状，我们从以下几方面提出了对自体牙移植的展望。

一、扩大供牙的适用范围

供牙牙根形态、数目以及弯曲度不理想时，可以尝试将牙根进行相应处理后替代缺牙。对一些不能即刻移植、不适合在拔牙后短期内移植的，或需要结合正畸等治疗创造移植条件的复杂病例，以及为以后可能出现的牙齿缺失做好供牙储备时，可以尝试将供牙冻存于"牙齿银行"中，择期移植。

二、增加对辅助技术方法的利用

采用各种软硬组织增量的技术方法和新型材料实施引导组织再生术可以获得移植牙周围更好的软硬组织支持，提高移植的成功率。借助数字化技术，在 CBCT 辅助下利用 3D 打印技术制备模拟供牙和受牙区牙槽骨，将自体牙移植应用于颌面部良性病变切除后的重建，修复改善颌面部的先天畸形，以扩大移植的适应证。在术前通过数字化设计或动画模拟移植手术过程和术后预期效果，提高患者对治疗的理解和认可。

三、进一步明确预后评估指标

收集整理各类病例，开发集病例采集、录入、存储、维护、分析及学习交流等功能于一体的自体牙移植病例数据管理系统，经过统计分析后进行难度预判，明确预后评估指标，以及制订自体牙移植诊疗规范。

随着研究的不断深入和临床病例的持续实践，相信自体牙移植一定能在口腔各相关专业领域得到更好的应用，造福更多患者。其未来的发展有待所有同仁共同努力。

第二章

自体牙移植的术前检查、评估和准备

　　自体牙移植的成功与否与移植前医师对患者的检查和评估密切相关。只有做好完善的术前检查、正确的术前评估和充分的术前准备，才能为自体牙移植手术的顺利完成打下良好基础。

术前检查以患牙及受牙区情况和供牙及供牙区情况的口内检查为重点,其次需兼顾对颌面部、颞下颌关节和咀嚼肌的检查。此外,必须有根尖片、全口牙位曲面体层片(又称全景片)或 CBCT 片等影像学检查结果的支持。下面以传统移植的专科检查为例具体讲解。

一、口内检查

包括患牙及受牙区情况和供牙及供牙区情况。其中患牙及受牙区情况(图 2-1)需要了解:①患牙是否无法保留;②受牙区间隙是否充足(图 2-2,图 2-3);③邻牙和对拾牙是否健康,是否有

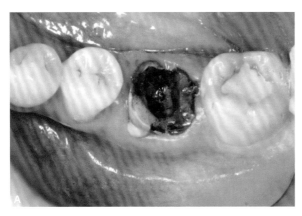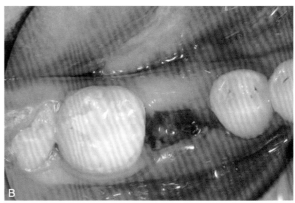

图 2-1　患牙及受牙区检查

A. 左下颌第一磨牙残冠,龋坏位于龈下,叩痛明显,无法保留。周围牙龈无红肿、无退缩,未见窦道,牙槽骨丰满无塌陷

B. 右下颌第一磨牙已经拔除。周围牙龈无红肿、无退缩,未见窦道,牙槽骨丰满无塌陷

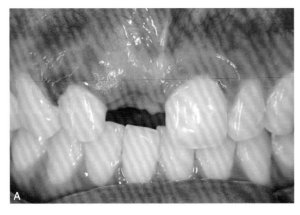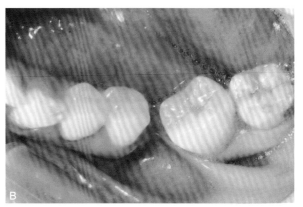

图 2-2　受牙区间隙检查

A. 右上颌中切牙受牙区间隙充足

B. 左下颌第一磨牙受牙区间隙明显不足

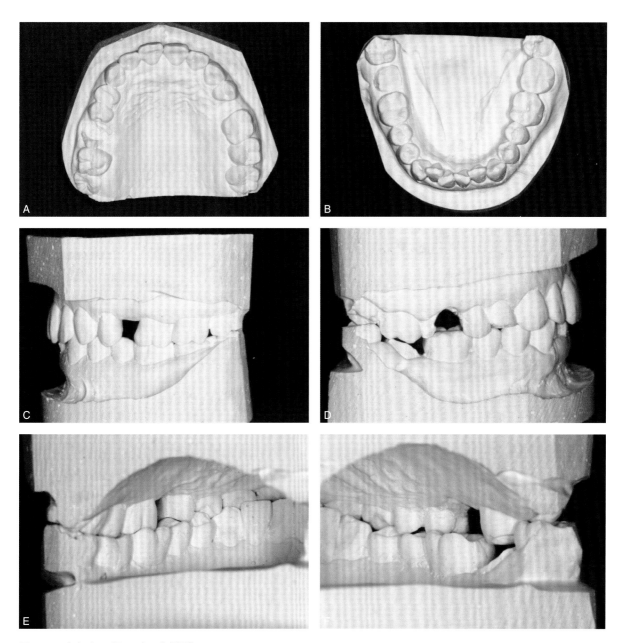

图 2-3 患者上下颌牙列研究模型

A. 上颌牙列研究模型

B. 下颌牙列研究模型

C. 左侧侧面咬合（左上颌第二前磨牙缺失，左上颌第一磨牙近中倾斜），左上颌第二前磨牙近远中间隙小

D. 右侧侧面咬合（右上颌第一磨牙、右下颌第二磨牙残冠，右上颌第二磨牙颊侧尖伸长），右上颌第一磨牙近远中和垂直间隙充足，能够接受供牙，右下颌第二磨牙垂直间隙小

E. 左侧后牙区内侧观（左上颌第二前磨牙缺失，左下颌第二前磨牙、左下颌第一磨牙未伸长），左上颌第二前磨牙垂直间隙充足

F. 右侧后牙区内侧观（右上颌第一磨牙、右下颌第二磨牙残冠，右上颌第二磨牙舌侧尖伸长），右上颌第一磨牙近远中和垂直间隙充足，能够接受供牙，右下颌第二磨牙垂直间隙不足

龋坏、倾斜、扭转和伸长（图 2-4）；④受牙区牙周及软组织是否健康（图 2-5）；⑤受牙区咬合关系是否正常（图 2-6）；⑥受牙区牙槽骨高度和宽度是否充足（图 2-7）。

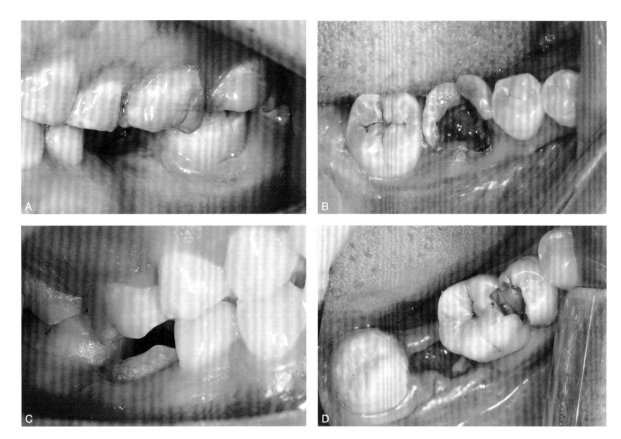

图 2-4　邻牙和对颌牙检查

A. 左下颌第一磨牙缺失，对殆牙健康，未伸长

B. 右下颌第一磨牙大面积龋坏，邻牙健康且未向空缺处倾斜，缺牙区牙龈及邻牙牙周组织健康

C. 右下颌第一磨牙龋坏，牙冠缺损，对殆牙右上颌第一磨牙明显伸长

D. 右下颌第二磨牙已经拔除，邻近第一磨牙近中、第二前磨牙远中龋坏，第一磨牙向远中倾斜

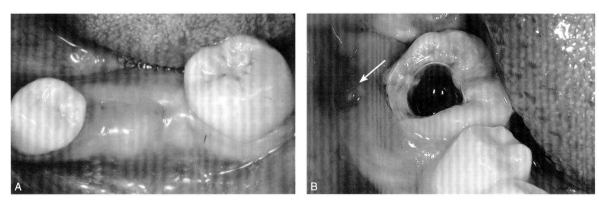

图 2-5　受牙区牙龈及软组织检查

A. 受牙区牙周及软组织健康

B. 受牙区牙周及软组织红肿，颊侧牙龈有窦道（白色箭头所指）

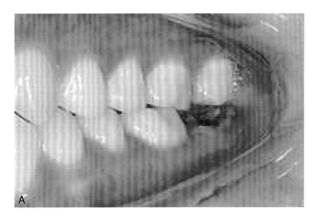
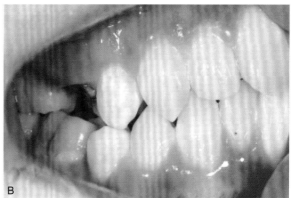

图 2-6　受牙区咬合关系检查

A. 受牙区咬合关系良好

B. 受牙区反殆

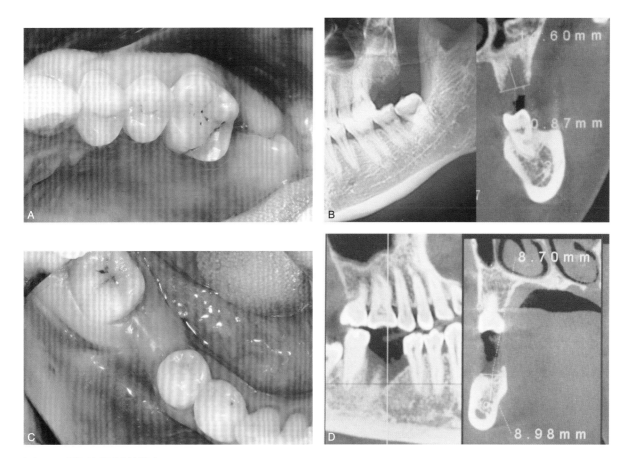

图 2-7　受牙区牙槽骨检查

A. 左上颌第二磨牙受牙区牙槽骨骨量充足,宽度无明显吸收

B. 全景片和 CBCT 验证左上颌第二磨牙受牙区牙槽骨骨量充足,高度无明显降低

C. 右下颌第一磨牙受牙区牙槽骨颊侧凹陷,牙龈低平

D. CBCT 验证右下颌第一磨牙受牙区牙槽骨骨量缺失,尤其是颊舌侧牙槽骨缺失明显

供牙及供牙区情况需要检查牙冠大小、形态、健康状况及与受牙区匹配程度,供牙牙周组织健康状况等。

如果口内检查不易判定受牙区间隙大小,可以制取患者上下颌牙列研究模型来测量受牙区间隙(图 2-3)。

二、口外检查

包括颌面部检查、颞下颌关节检查和咀嚼肌检查。①颌面部检查:仔细观察患者颌面部的外形及其特征,如面部是否对称;②颞下颌关节区检查:让患者做开闭口、侧方殆、前伸殆等运动,检查颞下颌关节的活动度、有无弹响、疼痛、开口度及开口型,开口度是否满足操作的最低要求;③咀嚼肌检查:采用扪诊检查咬肌和颞肌有无压痛及压痛点的部位。若出现严重影响手术操作的检查结果,则不建议移植手术。

三、影像学检查

影像学检查是评估自体牙移植适应证的重要手段。检查时要选择合适的方法在需要的拍摄时间点完成必需的检查内容。

1. **检查方法**　从基本的根尖片、全景片到 CT 片(CBCT、螺旋 CT),均可以作为评估牙齿形态结构和组织健康情况的影像学依据,术者应根据患者个体情况以及医疗单位条件进行选择。

(1)根尖片(图 2-8):可以清晰显示牙齿及周围牙槽骨、牙周膜的情况,可方便地测量受牙区的骨高度。但由于是二维影像,对于重叠的组织结构,只能通过改变球管投照角度来判断其颊舌向位置,而且拍摄范围局限,影像易失真,难以做到患牙和供牙的准确对比和精确定位。

(2)全景片(图 2-9):可以初步了解患牙与供牙的牙冠和牙根情况,以及两者冠根匹配程度,埋伏阻生供牙与邻近重要组织(邻牙、鼻底、上颌窦、下颌神经管)的大致关系。但与根尖片类似,如果照射范围内组织结构相互重叠,则难以判断埋伏阻生供牙的准确空间位置及其与周围组织的关系,无法为治疗方法的选择及手术入路的确定提供准确依据。

(3)CBCT(图 2-10):具有扫描速度快、辐射小、分辨率高、无影像重叠,以及可以获得不同方向的体层影像等优点。通过三维重建不仅可以精确反映供牙的位置、形态、长轴方向以及与邻牙和邻近组织的关系,而且能够精确测量出受牙区牙槽嵴的高度、宽度及与重要解剖结构的毗邻关系。采用 CBCT 便于提供手术入路的最佳方向,并有助于简化手术步骤,缩短手术时间,减少治疗中与治疗后的并发症,从而提高手术的成功率。缺点是设备昂贵,相应检查成本较高。

(4)螺旋 CT(图 2-11):扫描的作用类似于 CBCT,优点是图像失真更少,可以同时显示供牙区和受牙区软、硬组织的情况。缺点是读片难度较大,辐射量稍大。

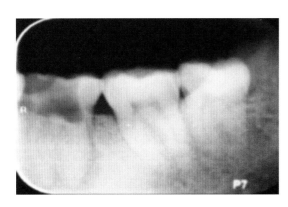

图 2-8　根尖片
图中显示左下颌第一磨牙深龋、残冠、根尖周病变,左下颌第三磨牙冠根形态良好,拟用左下颌第三磨牙替代左下颌第一磨牙

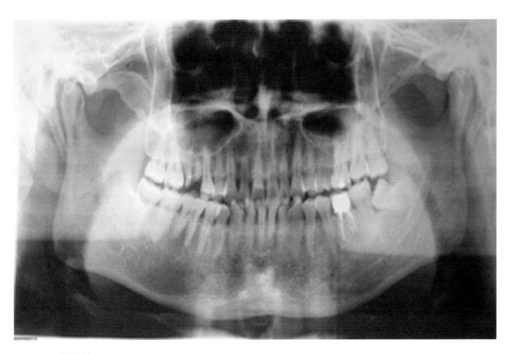

图 2-9　全景片
图中显示右上颌第一磨牙残根,左上颌第三磨牙伸长,冠根形态良好,冠根比合适,拟用左上颌第三磨牙替代右上颌第一磨牙,但是受牙区牙槽骨高度与上颌窦底关系不明确,需要 CT 进一步检查确定

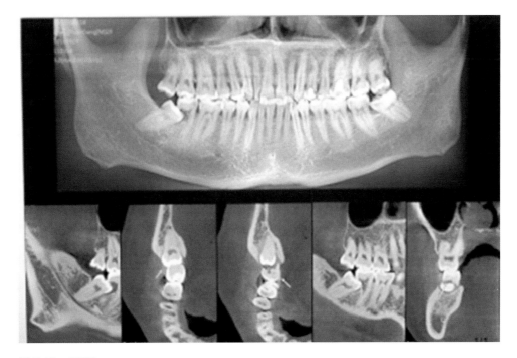

图 2-10　CBCT
图中显示右下颌第三磨牙近中阻生导致右下颌第二磨牙远中牙根吸收,右下颌第三磨牙冠根形态良好,冠根比合适,拟用右下颌第三磨牙替代右下颌第二磨牙

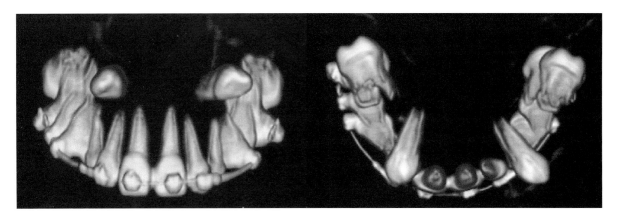

图 2-11　螺旋 CT

图中显示双侧上颌乳尖牙滞留,双侧上颌尖牙阻生,牙根未完全发育,拟用双侧上颌尖牙替代双侧上颌乳尖牙

2. 检查时间和内容

（1）术前拍摄 X 线片和 / 或 CT 片以辅助临床检查确定是否符合自体牙移植的适应证。了解内容包括患牙的牙根,受牙区间隙,受牙区牙槽骨的骨量（高度和宽度）以及与上颌窦、下颌神经管的关系;供牙的牙根形态、数目、发育程度、阻力情况以及与受牙区的匹配程度等（图 2-12）。

（2）术后当天拍摄 X 线片,了解手术结束时供牙在受牙区牙槽窝内的位置。

（3）术后进行根管治疗的过程中根据需要拍摄 X 线片。

（4）整个移植过程完成后及每次复诊时均应进行影像学检查,对治疗效果进行追踪评价,如出现 X 线片不易判定的问题,建议行 CT 检查（图 2-12）。

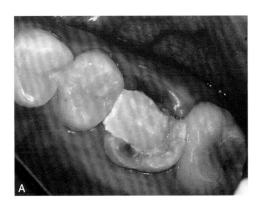
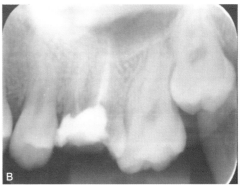

图 2-12　一例 21 岁女性患者的术前检查和术后观察

A. 术前检查发现左上颌第一磨牙残冠,𬌗面大面积填充物,无法保留。受牙区间隙充足,邻牙健康,颊侧软组织略红,牙槽嵴丰满

B. 根尖片示左上颌第一磨牙曾行根管治疗,余留牙冠少,冠根之间有明显阴影。左上颌第三磨牙埋伏阻生,发育完全,冠根形态良好,冠根比合适,多根融合,可以作为供牙替代左上颌第一磨牙

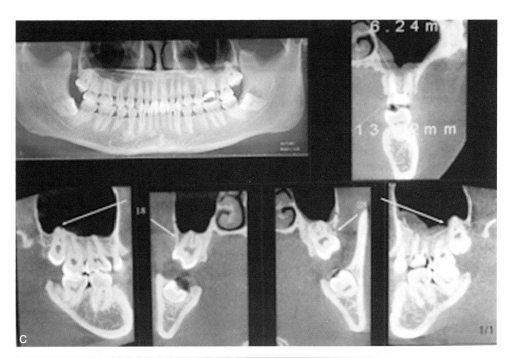

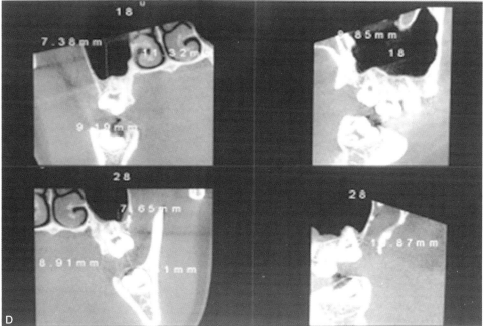

图 2-12（续）

C. CBCT 显示左上颌第一磨牙牙槽骨宽度 13.92mm，高度仅有 6.24mm

D. CBCT 显示左上颌第三磨牙根长 7.65~10.87mm，超过左上颌第一磨牙牙槽骨高度，为容纳供牙牙根长度，拟移植术中同期行经牙槽嵴顶上颌窦底提升术

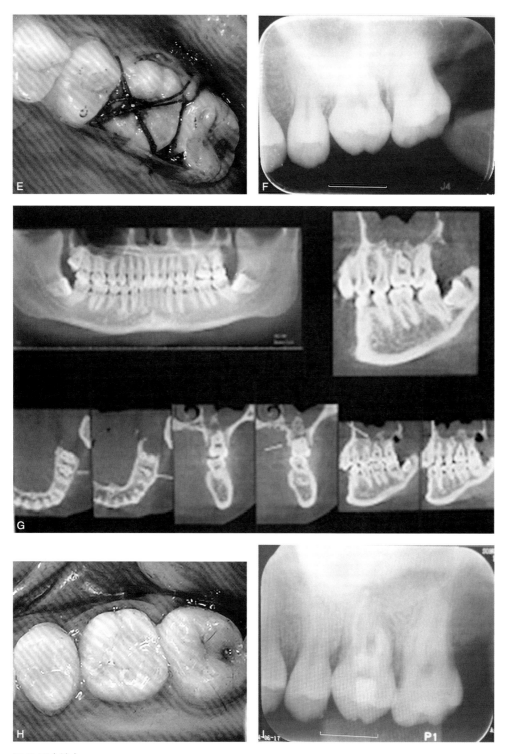

图 2-12（续）

E. 术后即刻口内像,采用缝线和牙科固定材料固定供牙

F. 术后即刻根尖片显示供牙移植到位,与受牙区牙槽窝匹配良好

G. 术后 2 周 CBCT 显示左上颌第一磨牙区已行经牙槽嵴顶上颌窦底提升术,供牙移植到位,与受牙区牙槽窝匹配良好

H. 术后 3 个月口内像,移植牙及周围软组织愈合良好

I. 术后 3 个月根尖片可见移植牙根与周围牙槽骨之间仍有阴影

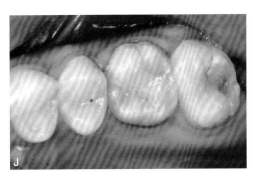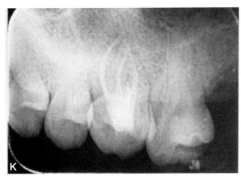

图 2-12（续）

J. 术后 7 个月口内像,移植牙及周围软组织愈合良好

K. 术后 7 个月根尖片可见移植牙根与周围牙槽骨密度增加,牙槽骨高度增高

第二节
术前评估

术前评估有助于医师全面收集患者信息,优化患者口腔疾病的系统治疗,改善围手术期转归,同时还有助于减少手术当日出现手术取消或停止情况的发生。下面分别对传统移植、牙槽内移植和意向再植三种手术方式的术前评估进行详细说明。

一、传统移植的术前评估

根据术前检查结果对供牙和受牙区进行评估并确定手术时间和方案。如果患牙和受牙区满足无疼痛、无红肿、无窦道和距离足的条件,即可行同期移植,否则,需要二期移植。如果供牙有多颗备选时,首选同侧同颌同类型牙齿,其次为对侧同颌同类型,再次为同侧对颌同类型或对侧对颌同类型,同时兼顾考虑供牙牙冠、牙根的形态、大小与受牙区牙槽窝的匹配程度,移植后咬合关系以及拔牙、移植的难度和手术创伤等问题。

1. 患牙及受牙区评估　了解患牙是否无法保留,患牙牙冠占据的空间或缺牙间隙能否容纳供牙牙冠,以及患牙牙根周围的软硬组织能否满足对供牙牙根的支持。

(1)患牙评估:结合患者经济、交通、时间和个人意愿等多方面因素综合评估患牙是否无法保留,如患牙有保留价值和可能性,则尽量保留。

患牙没有明显炎症时可以同期拔牙和移植;反之,则在拔除患牙2~4周后,待炎症消退再进行二期移植。但是二期移植的时间不宜过晚,否则可能发生牙槽骨吸收会导致错过最佳手术时机。

(2)受牙区间隙评估(图2-13):受牙区间隙由对𬌗牙的位置和邻牙之间的间隙所决定。对于对𬌗牙伸长造成的𬌗龈距离明显不足时,术前建议采用正畸方法压低对𬌗牙,择期行自体牙移植,如果没有正畸条件,则需要术中将对𬌗牙大量磨改,必要时去髓。

对于受牙区近远中间隙过小者,需要在术前或术中少量调磨间隙近中邻牙的远中邻面的牙釉质、间隙远中邻牙的近中邻面牙釉质及供牙拟植入位置的近远中邻面牙釉质。

对于受牙区近远中间隙过小者,需要术前通过正畸方法开辟足够间隙以便完全容纳供牙。

(3)邻牙和对𬌗牙评估:如果邻牙有龋坏、牙髓病和牙周病等,需要提前治疗(图2-14),以免影响移植效果。而移植术中发现的邻牙和移植牙接触的邻面龋坏应在术中治疗。如果同侧有不能利用的阻生牙,且需要二期移植时,应先同时拔除患牙和阻生牙,然后择期移植。

(4)受牙区牙龈组织评估(图2-15):当患牙牙龈存在急性炎症、脓肿、牙龈退缩或黏膜窦道等情况时,应该先拔除患牙,待炎症消退,窦道闭合以及牙槽窝有足够的软组织覆盖可以满足严密缝合以封闭牙龈伤口时再行移植手术。

对于慢性牙龈炎、牙周炎,术前需要进行龈上洁治、牙周刮治和根面平整。

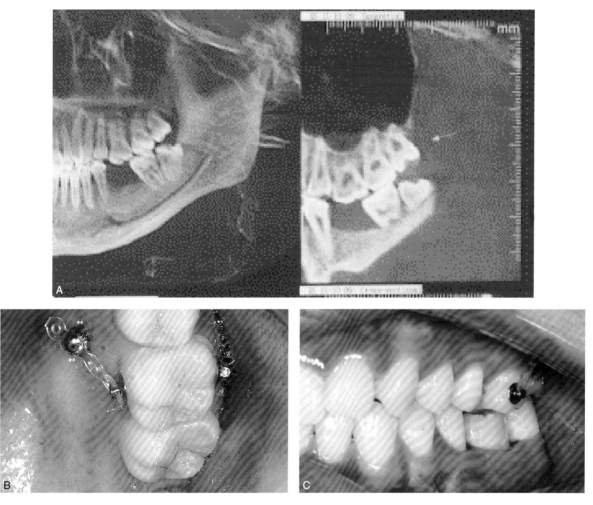

图 2-13　一例扩展受牙区间隙的病例,女性患者,26 岁,拟行左下颌第三磨牙移植左下颌第一磨牙区

A. CBCT 示对殆牙左上颌第一磨牙伸长

B. 术前用微种植体压低左上颌第一磨牙

C. 左上颌第一磨牙压低并用左下颌第三磨牙移植替代第一磨牙术后侧面咬合

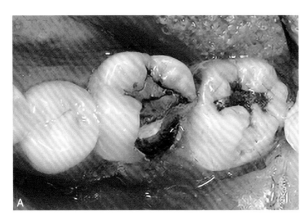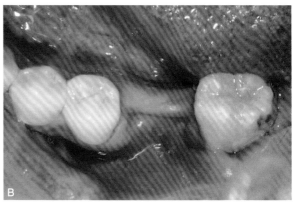

图 2-14　一例术前治疗邻牙龋坏的病例,女性患者,22 岁

A. 术前检查发现左下颌第一磨牙深龋无法保留,左下颌第二磨牙𬌗面及颊面也有明显龋坏

B. 左下颌第一磨牙拔除后 4 周,伤口愈合好,左下颌第二磨牙龋坏已完成修补治疗

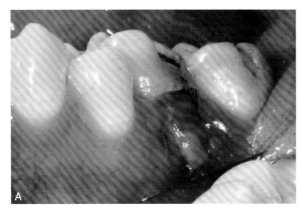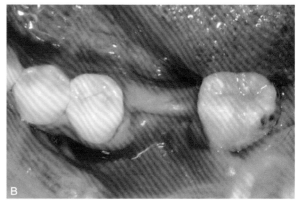

图 2-15　一例受牙区牙龈组织愈合的病例,女性患者,22 岁

A. 左下颌第一磨牙龋坏且牙根暴露,牙龈红肿且明显退缩,牙槽骨明显缺损,一期拔除患牙

B. 拔牙后 4 周,牙龈组织愈合,有足够软组织覆盖,但仍有明显骨组织缺损,拟在二期移植时同期植骨

（5）受牙区牙周膜评估：患牙拔除后牙槽窝内健康的牙周膜有助于移植术后愈合，临床上绝大多数情况下是将牙齿移植到有牙周膜的牙槽窝内，少数情况是移植入人工预备的牙槽窝内。相比而言，前者的供牙和受牙区牙槽窝都有牙周膜，操作简便，愈合条件好。而后者受牙区牙槽窝内没有牙周膜，预备时费时费力，创伤更大。

（6）受牙区牙槽骨评估

1）骨量充足：骨量的高度和宽度充足可以确保移植牙能够完全植入牙槽窝内，术后可以承担足够咬合力。

2）骨高度不足（图 2-16）：骨高度不足时，需要将受牙区预备得更深，以便移植牙的牙根能更多被植入骨性牙槽窝内，但要注意避免造成上颌窦交通或损伤下颌神经的风险。

当上颌窦底低，受牙区牙槽骨高度明显小于供牙牙根长度时，可以行上颌窦底提升术。如果提升高度 ≤ 6mm，可以移植同期行经牙槽嵴顶上颌窦底提升术，如果提升高度 >6mm，则需要先进行侧壁开窗上颌窦底提升后择期移植。

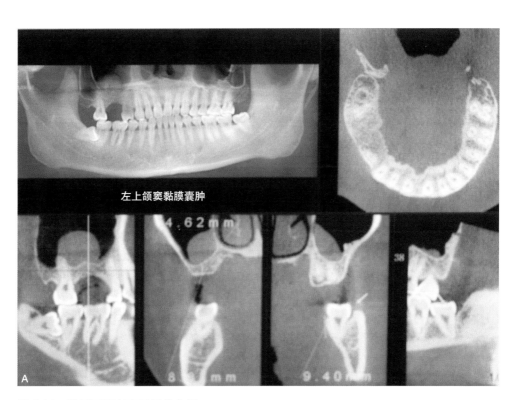

图 2-16 受牙区骨高度不足的分析

A. 拟行左下颌第三磨牙移植至右上颌第一磨牙区，CBCT 示左下颌第三磨牙牙根较长，右上颌第一磨牙区骨高度不足，可能造成口腔和上颌窦交通

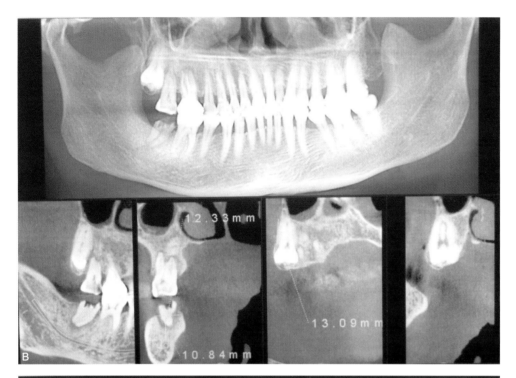

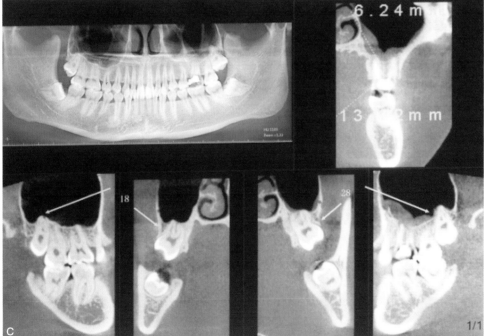

图 2-16（续）

B. 拟行右上颌第三磨牙移植至右下颌第二磨牙区，CBCT 示右上颌第三磨牙牙根较长，右下颌第
二磨牙区骨高度不足，可能损伤下牙槽神经

C. 拟行左上颌第三磨牙移植至左上颌第一磨牙区，CBCT 示左上颌第三磨牙牙根较长，左上颌第
一磨牙区骨高度（6.24mm）不足

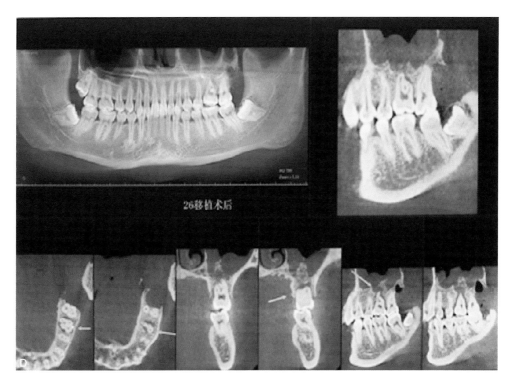

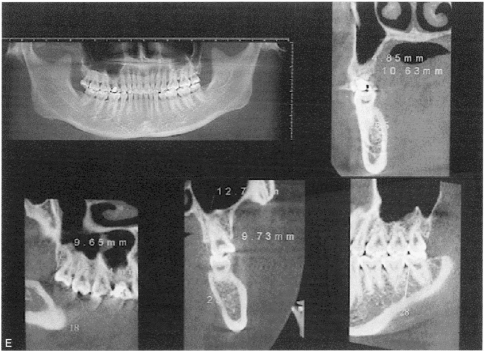

图 2-16（续）

D. 移植同期行经牙槽嵴顶上颌窦底提升术术后即刻 CBCT

E. 拟行右上颌第三磨牙移植至右上颌第二前磨牙区，CBCT 示右上颌第三磨牙牙根较长
　（12.70mm），右上颌第二前磨牙区骨高度（4.85mm）不足

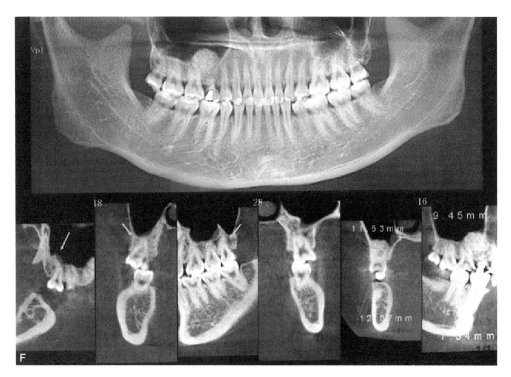

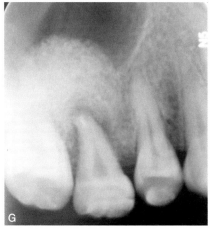

图 2-16（续）

F. 一期行侧壁开窗上颌窦底提升术后 CT 片

G. 二期行自体牙移植后即刻根尖片

　　一般情况下,下颌受牙区的牙槽窝底部距离下牙槽神经管尚远。如果骨量高度明显小于供牙牙根长度,为避免损伤下牙槽神经,可以在保证冠根比不失调的前提下主动截根并完成根管逆行预备充填,然后再进行移植。

　　3）骨宽度不足:骨宽度不足时,植入供牙后其牙根会缺少骨支持而外露。骨宽度不足较少时,尽管存在骨缺损,只要调整角度,将供牙完全植入骨内,其健康的牙周膜就能够诱导骨再生,供牙就可以被新形成的骨组织所包围。骨宽度不足较多时,供牙会有部分牙根位于骨性受牙区之外,术前需要提前准备骨填充材料和屏障膜来覆盖牙根,通过引导骨组织再生术来诱导新骨形成,促进供牙周围骨组织的重建(图2-17)。但如果骨宽度严重不足,则建议选择其他方式修复缺牙。

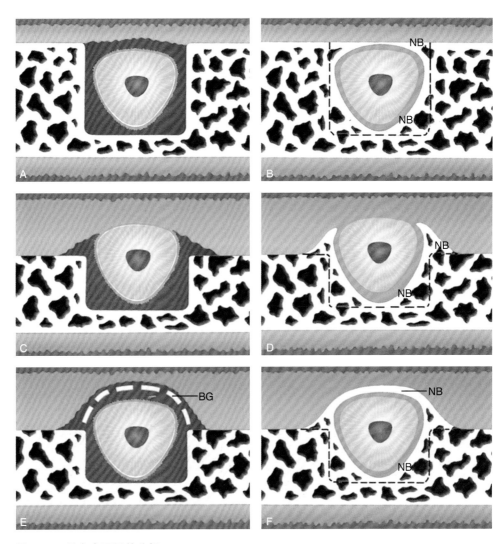

图 2-17　骨宽度不足的分析

(引自 Mitsuhiro Tsukiboshi 的 *Autotransplantation of Teeth*)

A、B. 骨宽度少量不足,供牙能完全植入骨性受牙区内,愈合后牙周膜能诱导成骨

C、D. 骨宽度不足较多,供牙有部分牙根位于骨性受牙区之外,即使愈合仍有部分牙根没有骨组织包绕

E、F. 骨宽度不足较多,使用人工骨填充材料和屏障膜可获取供牙周围的骨再生

NB: 新骨,BG: 骨填充材料。

4）下颌水平阻生第三磨牙移植替代邻近的第二磨牙时,第三磨牙阻生位置越接近第二磨牙根尖方向,术后移植牙远中和颊侧区域的骨缺损越多,组织附着越难获得,远中牙周袋出现的概率越大（图 2-18）。

因此,如果第三磨牙牙冠高点位于第二磨牙牙根根中 1/2 处的下方时,建议使用人工骨填充材料和屏障膜或者自体骨来改善术后组织附着和骨水平（图 2-19）,以获得良好的移植愈合效果。

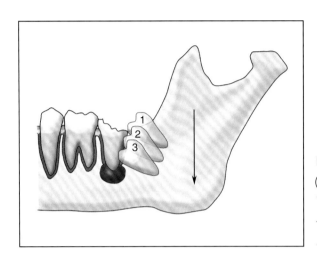

图 2-18　下颌阻生第三磨牙的位置和移植预后的关系
（引自 Mitsuhiro Tsukiboshi 的 *Autotransplantation of Teeth*）
供牙阻生位置从 1 → 3,越靠根尖（箭头所指方向）,移植牙远中获得附着和新骨形成的预后越差

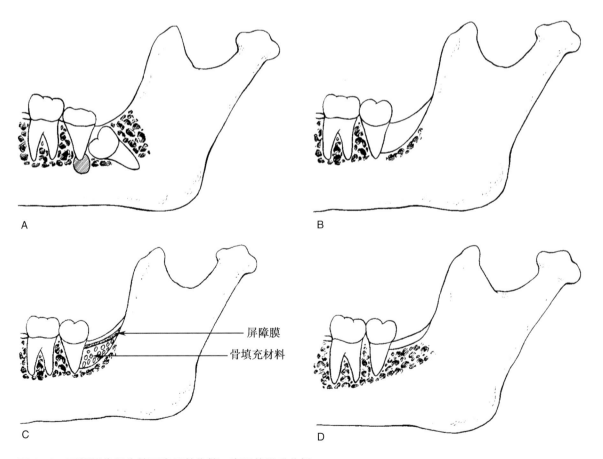

图 2-19　下颌低位阻生第三磨牙替代第二磨牙的预后分析
A、B. 第二磨牙根尖阴影,第三磨牙近中阻生,用第三磨牙移植替代第二磨牙后远中骨水平低
C、D. 移植术中在供牙远中充填人工骨填充材料并覆盖屏障膜,术后供牙远中骨水平接近正常

2. 供牙评估 无咬合功能、萌出异常、发育良好的第三磨牙,因正畸减数拔除的恒牙,无法依靠牵引萌出的埋伏恒牙等均可以作为供牙。供牙主要评估牙根的长度、形态、发育程度和牙周膜健康状况,牙冠大小、形态和健康状况、阻力情况分析和供牙区牙龈组织情况。

(1)供牙牙根评估(图 2-20):供牙牙根评估的重点是牙根的长度、形态、发育程度和牙周膜健康状况。牙根发育 Moorrees 4 期(即牙根发育 3/4)以上,形态为近似椭圆锥形、相对光滑的单根牙或形态与受牙区牙槽窝相近,以及牙根表面附着健康而有活性的牙周膜的牙齿是适合移植的供牙。

牙根过短、冠根比明显失调、根柱过短或有釉珠的牙齿,牙周附着丧失超过根长 1/3、离体干燥时间过长、拔牙造成牙周膜损伤过多的牙齿均不适合作为供牙。

对于牙根发育不足的 Moorrees 4 期供牙,供牙牙根存在过大、过宽或过度弯曲等变异时,可以采用下面的方法进行处理后再移植的方案。

如果供牙为牙根发育不足的 Moorrees 4 期,患牙有肿痛症状,对殆牙有伸长,邻牙有倾斜扭转,则可以给予患牙姑息性根管治疗(compromised root canal therapy)以缓解患牙症状,同时佩戴正畸矫治器压低对殆牙,扶正倾斜或扭转的邻牙,等待供牙继续发育。等待期间还需要佩戴保持器防止对殆牙伸长和邻牙倾斜或扭转。

如果牙根过大、过宽,则需要更多地预备受牙区牙槽窝,这样可能造成骨壁缺损,术前需要提前准备人工骨填充材料。如果能将术中预备时磨掉的骨碎渣收集后作为填充材料,则可以减少人工骨填充材料的使用。

如果牙根过弯,需要扩大预备受牙区牙槽窝,同时在确保冠根比不失调的前提下做根尖截除,同期根管逆行预备和充填(见第五章),术前需要提前准备根管逆行预备和充填的器械或材料,或者提前联系牙体牙髓病学专业医师进行术中合作。

(2)供牙牙冠评估(图 2-21)

1)牙冠的大小评估:如果供牙牙冠略宽,可在移植术中去除邻牙和供牙邻接面的少量牙釉质(单牙去除牙釉质的总宽度不能超过 2mm);如供牙过宽,则需提前采用正畸方法调整缺牙间隙或选择其他方式修复缺牙;如供牙牙冠略小,可在移植 3 个月后行临时冠修复,继续随访无不适后进行永久修复。

2)牙冠的形态评估:对供牙殆面形态不协调者,可直接调整形态。如果有 2 颗以上牙根情况近似的牙齿可供移植,供牙的选择就取决于牙冠形态。比如,当需要替代下颌第一、第二磨牙时,同侧的下颌第三磨牙相对于上颌第三磨牙在形态上更接近,也更适合先被选择。

3)牙冠的健康状况评估:如果供牙殆面有龋坏,可以在术前进行去龋充填,或在术后根管治疗时同期修补。如果邻面龋坏,需要准备去龋和充填的器械及材料,术中进行去龋和充填。

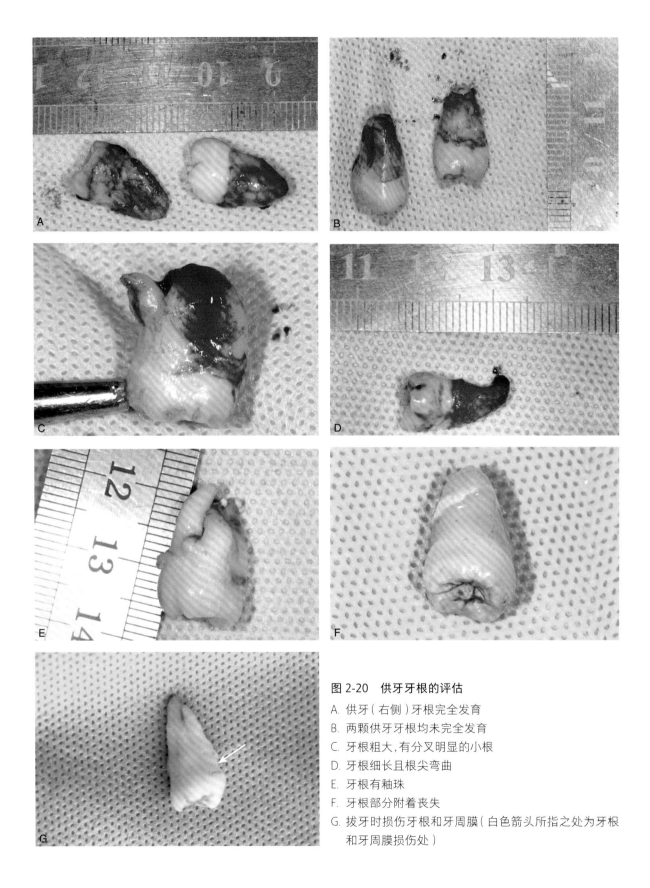

图 2-20 供牙牙根的评估

A. 供牙（右侧）牙根完全发育

B. 两颗供牙牙根均未完全发育

C. 牙根粗大，有分叉明显的小根

D. 牙根细长且根尖弯曲

E. 牙根有釉珠

F. 牙根部分附着丧失

G. 拔牙时损伤牙根和牙周膜（白色箭头所指之处为牙根和牙周膜损伤处）

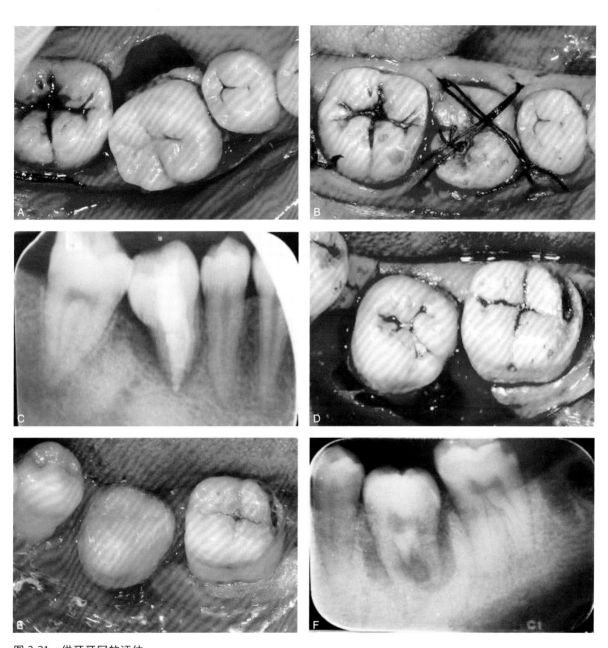

图 2-21　供牙牙冠的评估

A. 牙冠过大（右下颌第一磨牙），无法植入牙弓内

B. 旋转 90°，磨改牙冠后顺利植入牙槽窝

C. 根尖片示牙冠经旋转磨改后完全植入牙槽窝内

D. 牙冠过小（左下颌第一磨牙），植入后与邻牙间隙较大

E. 牙冠过小，移植后牙冠低于咬合平面，并与邻牙有明显间隙

F. 根尖片示供牙被完全植入牙槽窝内，牙冠低于咬合平面

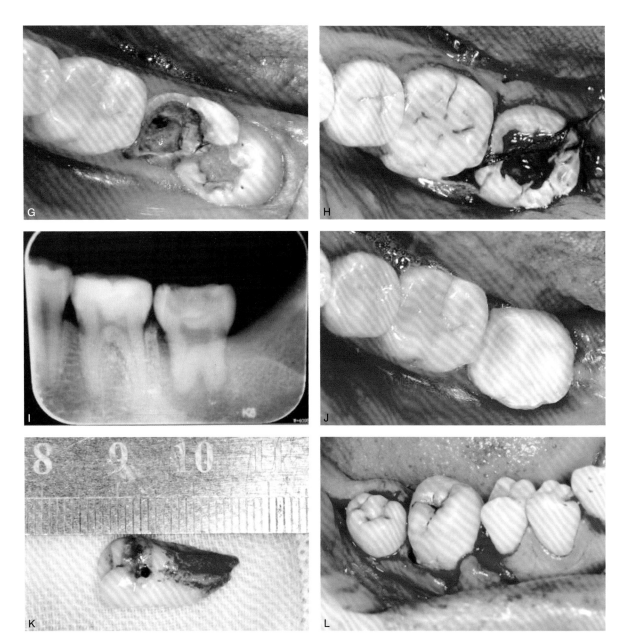

图 2-21（续）

G. 牙冠殆面龋坏（左下颌第三磨牙）

H. 牙冠殆面龋坏的牙齿移植后与周围软硬组织匹配良好

I. 牙冠殆面龋坏移植后即刻根尖片

J. 牙冠殆面龋坏的牙齿移植后根管治疗同期修补龋坏

K. 牙冠邻面龋坏（右上颌第三磨牙）

L. 牙冠邻面龋坏在术中修补后移植入受牙区

（3）阻力情况评估：对阻生供牙进行阻力分析（图 2-22），评估是软组织阻力、骨组织阻力还是邻牙阻力，为供牙选择提供参考。

1）软组织阻力：需要通过切开牙龈、翻瓣来解除阻力，根面牙周膜损伤可能性小。

2）骨组织阻力：需要通过去骨、增隙来解除阻力。如果根部阻力过大，操作困难，很难完整拔出供牙，或者会对牙周膜造成过多损伤，不利于后期愈合时，建议选择其他方式修复缺牙。

3）邻牙阻力：需要大范围去骨来解除邻牙阻力，这样会造成邻牙失去过多骨壁支持。如果邻牙阻力过大，建议选择其他方式修复缺牙。

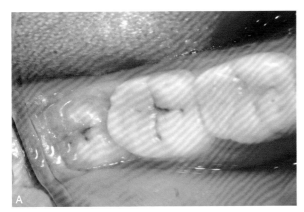
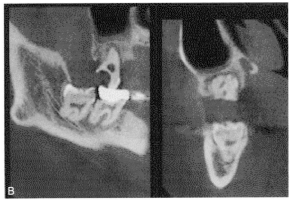
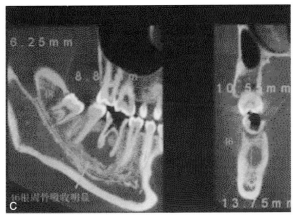

图 2-22　供牙阻力分析

A. 右下颌第三磨牙远中龈瓣覆盖，为软组织阻力

B. CT 显示右下颌第三磨牙远中受到骨组织阻挡，为骨组织阻力

C. CT 显示右下颌第三磨牙受到邻牙阻挡，为邻牙阻力

（4）供牙牙龈组织评估：如果供牙牙龈或冠周红肿，需要先行洁治或牙周、冠周冲洗上药，待炎症消退后再考虑移植。如果供牙牙周及软组织感染处置困难，则建议选择其他方式修复缺牙。

3. 口腔卫生状况评估　良好的口腔卫生状况是手术成功和术后移植牙能否长期发挥功能的关键。术前清洁口腔，牙周洁治去除菌斑和牙石，尤其不能忽视对作为供牙的第三磨牙的清洁。对于口腔卫生差、又不能予以改善者要督促其做好口腔卫生维护；对于吸烟患者，应该对其进行戒烟教育。依从性较差的患者，建议选择其他方式修复缺牙。

二、牙槽内移植的术前评估

对于阻生、扭转、异位萌出的牙齿,或因外伤冠折、深龋等原因而难以修复或保留的牙齿,可以尝试通过手术牵出再植或手术扶正的方法改变牙齿位置(图 2-23,图 2-24)。文献报道,虽然牙槽内移植的适应证相对传统移植而言较为苛刻,但其移植后的存留率和成功率均比传统移植高。以下从牙根、牙冠和牙髓三方面来讨论。

1. 牙根的评估　对于形态适合的圆锥形单根牙,其发生附着丧失或牙根吸收的可能性更小,手术牵出移植的可预测性与正畸牵引相近,适合进行牙槽内移植。

对于牙根有明显凹面、过度弯曲、根柱短及根分叉大的牙齿,由于拔牙难度大和获得附着可能性小,建议拔除患牙后择期选择其他方式修复缺牙。

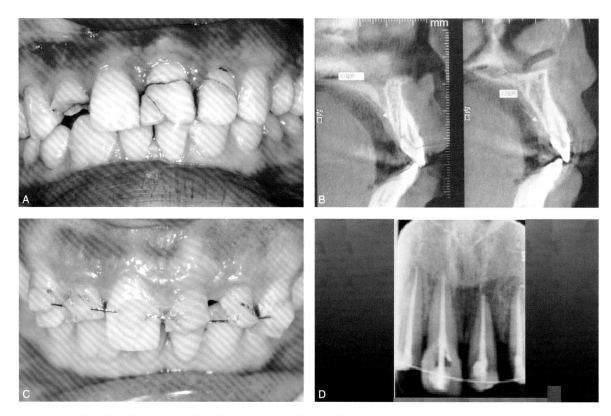

图 2-23　牙槽内移植的适应证,女性患者,37 岁,常规建议为拔除左上颌中切牙和侧切牙

A. 左上颌中切牙、左上颌侧切牙外伤后牙根折裂,应患者要求,尝试通过牙槽内移植保留两颗牙齿

B. CBCT 示左上颌中切牙和侧切牙的折裂线位于冠根交界,虽然断端在龈下,但牙根无明显阴影,可以通过牙槽内移植保留

C. 左上颌中切牙和侧切牙移植后 6 周,折裂面均位于龈上,适合后期固定义齿修复

D. 左上颌中切牙、左上颌侧切牙移植后 6 周根尖片示两颗牙齿的牙根与牙槽骨愈合良好

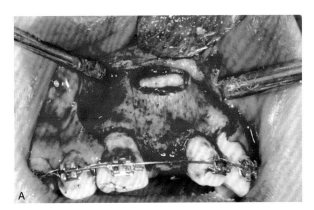

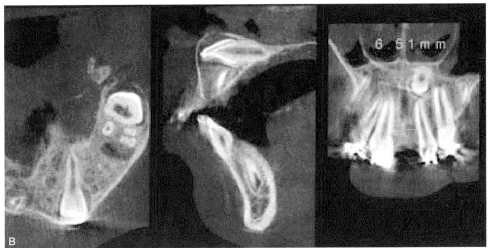

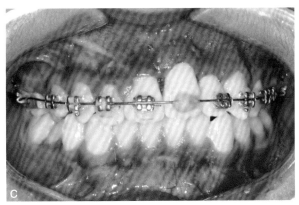

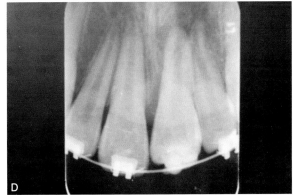

图 2-24　牙槽内移植的适应证,男性患者,13 岁,常规建议为拔除左上颌中切牙

A. 左上颌中切牙埋伏阻生,应患者要求,尝试通过牙槽内移植保留阻生牙

B. CBCT 示左上颌中切牙埋伏阻生,位于鼻底,呈颊舌向生长,但牙根形态和长度合适,可以通过牙槽内移植保留

C. 左上颌中切牙移植后 6 周,位于牙弓内,与周围软组织愈合良好

D. 左上颌中切牙移植后 6 周根尖片示牙根与牙槽骨愈合良好

2. 牙冠的评估

（1）对于无法通过正畸牵引矫正的错位牙、异位牙或埋伏阻生牙，无论牙冠形态如何，都可以尝试通过牙槽内移植来改变牙根位置，后期修复牙冠。

（2）对于外伤后冠根折裂的牙齿，无论牙冠折裂程度是否严重，只要折裂线位于龈下深度不超过根中 1/2，且剩余牙根长度足够，就可以通过手术牵出的方法保留牙根，后期修复牙冠。这样可以避免牙冠延长术，同时保存牙槽嵴高度和宽度。

（3）对于深龋侵犯生物学宽度，难以修复或保留时，经过全面的龋病控制后，可以尝试通过手术牵出或手术扶正的方法来改变牙根位置后保留牙齿。

（4）对于龋坏组织或折裂线过深，预后不佳时，建议择期选择其他方式修复缺牙。

3. 牙髓

（1）如果牙髓没有活力，建议选择牙槽内移植，术后进行根管治疗。如果牙髓有活力，建议选择正畸治疗移动牙齿。

（2）未完全发育的牙齿移植后牙髓仍有可能保存活性，手术牵出或扶正活髓牙后，应定期观察，必要时进行根管治疗。

三、意向再植的术前评估

对于患牙根尖病变，但有桩核修复体且无法去除、根尖钙化或有侧副根管等情况无法进行常规根管治疗或在体根尖外科治疗的病例，可以尝试意向再植的方法。大多数病例在术前根据临床检查和影像学检查就能做出评估，也有少数术前体外评估困难的病例，需要在术中将患牙拔出并探查牙根后确定。评估之前需要明确意向再植和传统移植的区别和联系（表 2-1）。

表 2-1　意向再植和传统移植比较

项目	意向再植	传统移植
临床应用	牙髓病、根尖周病	牙齿缺失
供牙	患牙自身，通常为根管治疗术后	符合条件的自体牙，通常为活髓牙
牙位	任何牙位的牙齿	常见第三磨牙，其次为尖牙和切牙
微创拔牙	是，更困难（通常有冠方修复体、根管治疗术后）	是
保持牙周膜活性	更严格（保持湿润、体外时间 <15 分钟）	是
体外根尖手术	有	无
牙槽窝修整	无	有
术后固定	无 / 缝线 / 弹性固定	弹性固定
术后根管治疗	无	通常需要

1. 适应证

（1）手术入路困难：上下颌磨牙以及无法进行在体手术修补牙根穿孔的牙齿。

（2）解剖结构限制：根尖接近上颌窦、颏孔以及下颌神经管的前磨牙和磨牙。

2. 禁忌证

（1）根分叉角度大而难以完整拔除的多根牙。

（2）牙周组织不健康。

第三节
术前准备

手术前既要做好医患双方的准备,还要准备好必需的器械材料和药物。

一、患者准备

1. **全身情况** 自体牙移植通常选择在 ASA Ⅰ、Ⅱ级(表 2-2)和没有抽烟、酗酒等不良嗜好的患者中实施。但是对于符合移植适应证的轻度糖尿病、吸烟以及夜磨牙的患者,术前应告知其疾病和不良嗜好可能诱发或加重牙周疾病,并有可能导致移植失败。

表 2-2 ASA 分级标准

第Ⅰ级	体格健康,发育营养良好,各器官功能正常。围手术期死亡率 0.06%~0.08%
第Ⅱ级	除外科疾病外,有轻度并存病,功能代偿健全。围手术期死亡率 0.27%~0.40%
第Ⅲ级	并存病情严重,体力活动受限,但尚能应付日常活动。围手术期死亡率 1.82%~4.30%
第Ⅳ级	并存病严重,丧失日常活动能力,经常面临生命威胁。围手术期死亡率 7.80%~23.0%
第Ⅴ级	无论手术与否,生命难以维持 24 小时的濒死病人。围手术期死亡率 9.40%~50.7%
第Ⅵ级	确证为脑死亡,其器官拟用于器官移植手术

2. **口腔局部情况** 术前去除所有可能的感染因素,如龋病、牙周病,根据需要进行龈上洁治、牙周刮治和根面平整等治疗。

3. **年龄** 一般来说,患者年龄越小则组织细胞活性越高、再生能力越强,预后越好。但是经大量成年患者临床实践验证,只要经术前评估满足要求,自体牙移植适用于各年龄段患者而没有绝对禁忌证。对于 25 岁以下牙根尚未发育完全的患者,移植后有部分供牙的牙髓活力存在,而且牙根能继续生长并发育至牙根完全形成。需要注意的是:年龄小的患者发生牙根吸收的概率较高,年龄大的患者发生附着丧失的概率较高。

4. 了解移植手术过程及可能出现的并发症,愿意接受移植手术治疗,能够在术中良好配合并且做好术后口腔健康的维护,签署知情同意书(表 2-3)。患者的依从性是移植成功的重要因素之一。按期复诊、定期维护以及长期保健对于获得理想的预后非常重要。

表 2-3　自体牙移植治疗同意书

姓名		年龄		性别		身份证号	
诊断			治疗方案				
治疗须知	尊敬的患者： 自体牙移植术是将您的牙齿从口内一个位置移植到另一个位置的过程,即将埋伏、阻生或者萌出的无功能牙齿转移到因患牙拔除后余留的或手术制备的牙槽窝内。作为替代缺牙的方法,自体牙移植术具有以下优点。 1. 用自己的真牙来替换患牙,填补空缺,保持牙列完整,维持牙槽骨高度,不需要调磨邻牙。 2. 移植牙能诱导成骨,诱导形成牙龈乳头,有萌出的可能性,可通过正畸矫正移动。 3. 移植牙生物相容性好,美学效果佳,没有年龄限制,安全经济可行。 自体牙移植的相关手术费用将依据您的病情、治疗方案、使用设备和材料确定,并且可能因为治疗方案或者方法的改变而变动。						
可能出现的意外或者并发症	自体牙移植作为有创治疗,也具有局限性和风险性。 1. 手术治疗需要局部麻醉,因个体差异或某些不可预测因素,麻醉术中或术后可能会出现麻药过敏、注射疼痛、血肿、麻木、感染、麻醉意外、牙龈萎缩、牙齿敏感等情况。 2. 自体牙移植术中可能会出现以下情况(根据个人情况选择下列条目)。 (1)供牙牙冠较大,牙根粗大、弯曲变异或断根,导致其与受牙区不匹配,无法完成移植。 (2)损伤血管,术后出血。 (3)损伤神经,导致术后唇舌麻木或感觉异常。 (4)操作时间过长,致使唇舌软组织不适。 (5)诱发全身并发症。 (6)需要植入人工骨填充材料(骨粉或骨胶原),或抽取自体静脉血提取高浓度生长因子的血纤维蛋白(简称 CGF)来修补牙槽骨缺损。 3. 自体牙移植术后可能会出现： (1)术区疼痛、肿胀及少量出血等不适症状,这些多数属于正常反应,如症状严重并伴有全身反应,应及时复诊,对症治疗。 (2)固定装置的松动、脱落,应尽快就诊,重新固定。 (3)移植牙的牙髓坏死、牙根吸收、附着丧失,治疗不及时或无法治疗导致最终脱落或拔除。 4. 术后常规需要按预约时间对移植牙进行根管治疗以预防牙根吸收,年轻恒牙移植后有牙髓再生可能(不需要根管治疗),但是需要按月定期复诊,观察;也有可能出现骨性愈合,使移植牙停止萌出。 尽管术中或术后意外或并发症的发生率很低,目前的医疗技术手段还不能做到绝对避免;也可能出现以上没有列出的一切意外情况。如您已经阅读知情同意书,同意医师提出的治疗方案和方法,并愿意承担治疗风险,保证按照要求配合治疗,同时按规定支付费用,我们将严格遵守医疗操作规程,以高度的责任心为您提供高质量的医疗服务。						
患者本人、亲属意见	根据国家有关法律法规的规定,充分尊重患者及其亲属的知情同意权,特此告知自体牙移植术的风险性和局限性,如同意,请履行如下签字手续。 (1)我已如实告诉医师自己的现病史、既往史、全身健康情况和相关个人信息。 (2)医师对我进行了检查,向我介绍了病情、治疗方法和程序以及治疗中、治疗后可能出现的问题,我对治疗可能发生的问题表示理解并同意治疗。 (3)医师向我介绍了大概治疗时间、估算费用以及可能发生的其他费用。 (4)我同意将我的病历资料及照片用于非商业意图的临床及教学研究和学术交流。 患者(监护人)签字：　　　　　电话：　　　　　日期：　　年　　月　　日						

5. 术前行血常规和凝血功能检查,必要时行血糖、肝肾功能、感染四项(乙肝抗原抗体、丙肝抗体、梅毒抗体和艾滋病抗体)等检查。对于结果在正常范围之外的患者应该综合实际情况确定是否实施手术,如果结果偏差较大,建议患者到相应医学科室进行会诊。

6. 移植术前进行口内照相(图 2-25)　包括前牙正中咬合像、侧方咬合像以及患牙和受牙区𬌗面像。术中分别对患牙、供牙和必要的手术步骤进行照相,这样不但便于治疗前后的对比,而且利于后期大样本资料的统计分析。

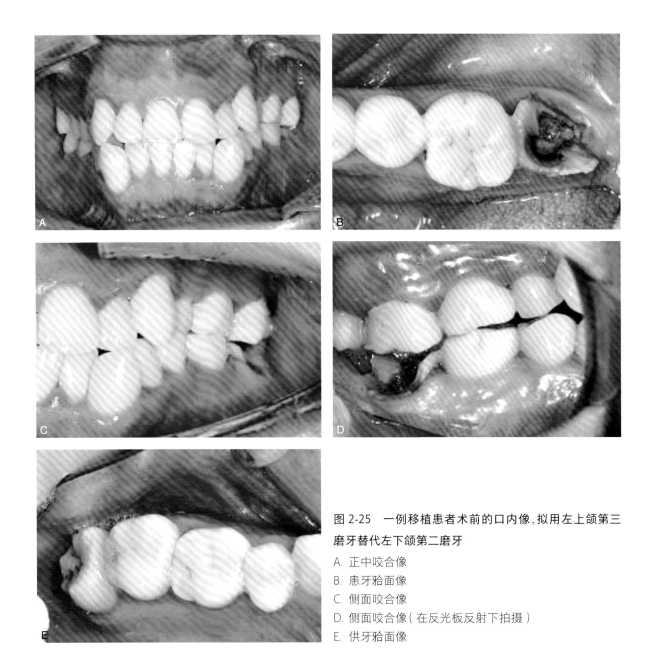

图 2-25 一例移植患者术前的口内像，拟用左上颌第三磨牙替代左下颌第二磨牙

A. 正中咬合像

B. 患牙𬌗面像

C. 侧面咬合像

D. 侧面咬合像（在反光板反射下拍摄）

E. 供牙𬌗面像

二、器械材料准备

1. 微创拔牙手术器械（图 2-26） 将拉钩、口镜、口腔镊、探针、吸唾器、牙龈分离器、骨膜剥离器、刮匙、牙挺、牙钳、手术刀、血管钳、持针器、线剪、组织剪、缝合针线、小药杯、刻度尺等打包成一个手术器械包，消毒后备用。

外科专用切割手机单独包装消毒，配备外科专用切割钻（裂钻和长球钻）使用。其转速高、切割精确、创伤小、效率高、易操作，现在已经常规作为微创拔牙的器械。

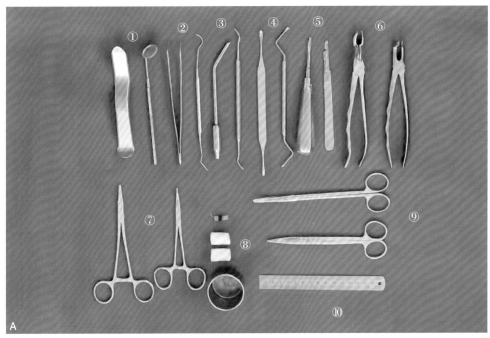

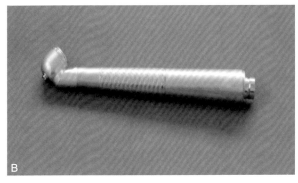

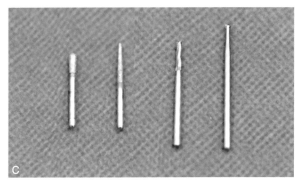

图 2-26　微创拔牙手术器械

A. 手术器械包（①拉钩、口镜；②口腔镊、探针；③吸唾器、牙龈分离器；④骨膜剥离器、刮匙；⑤手术刀、牙挺；⑥牙钳；⑦持针器、血管钳；⑧缝合针线、小药杯；⑨组织剪、线剪；⑩刻度尺。）

B. 外科专用切割手机（仰角）

C. 金刚砂车针、切割钻（裂钻和长球钻）

　　2. **牙槽窝预备器械**（图 2-27）　通常采用下述器械制备或修整拔牙窝,使供牙牙根与受牙区牙槽窝相匹配。

　　（1）低速手机：低速手机转速低、扭矩大、切割精准、不喷气、低噪音,但其稳定性稍差,易产热,当配备合适大小的球钻、裂钻,并进行充分冷却降温时,可有效提高低速手机的工作效率。如果配备取骨钻,还能在预备牙槽骨时收集患者自体骨,经骨研磨器研磨成粉后用于填补受牙区的骨缺损。

　　（2）种植机：种植机具有转速可调、去骨精确、骨损伤小的优点。使用种植系列钻可以逐级制备扩大牙槽窝,比较容易与供牙牙根吻合。但是器械成本高,准备较烦琐。

　　（3）超声骨刀：超声骨刀切割精准、软硬组织选择性好、创伤小、患者舒适度高、易操作,尤其适用于受牙区位置操作困难和毗邻神经、血管和窦腔等重要解剖结构处,但其切割较厚的骨皮质时效率较低。

　　3. **上颌窦底提升器械**（图 2-28）　包括上颌窦黏膜剥离器、骨挤压器、咬骨钳等。

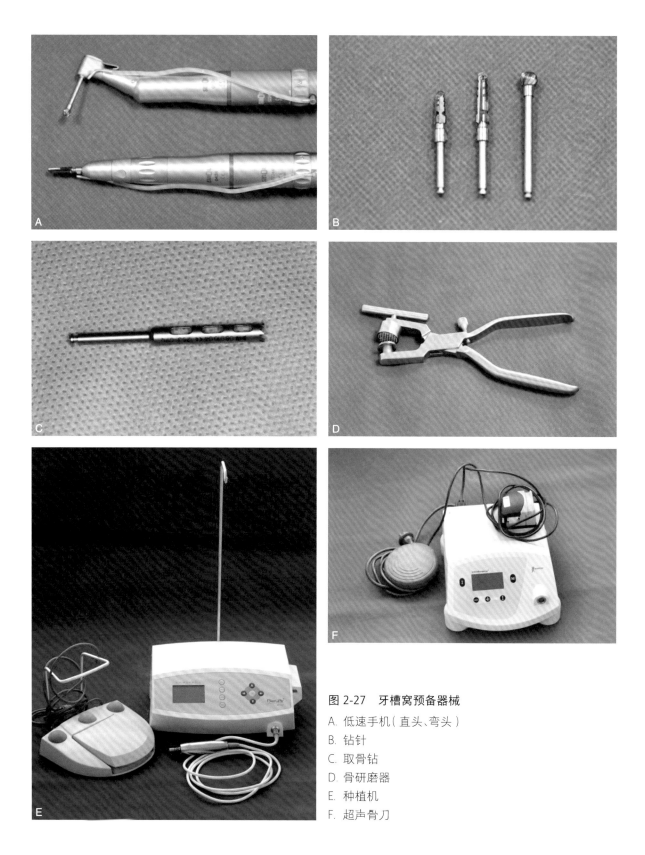

图 2-27 牙槽窝预备器械

A. 低速手机（直头、弯头）

B. 钻针

C. 取骨钻

D. 骨研磨器

E. 种植机

F. 超声骨刀

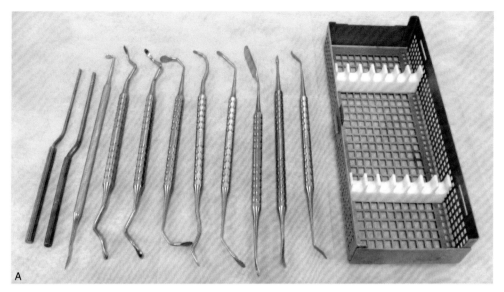

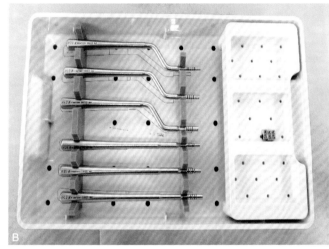

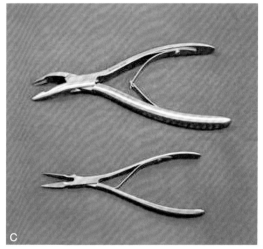

图 2-28 上颌窦底提升器械

A. 上颌窦底外提升器械盒（不同型号的黏膜剥离器）

B. 上颌窦底内提升器械盒（不同型号的骨挤压器）

C. 咬骨钳

4. **手术敷料** 包括棉条、纱布、缝合针线和无菌生理盐水等。

5. **树脂粘接材料及器械** 包括酸蚀剂、粘接剂、流动树脂和光固化灯。

6. **固定材料** 缝线、不锈钢麻花丝、牙科固定材料（如固位纤维、石英纤维夹板）等弹性固定材料。

7. **其他辅助材料** 自体静脉血来源的富血小板纤维蛋白（platelet rich fibrin，PRF）或高度浓缩生长因子的血纤维蛋白（concentrate growth factors，CGF），骨填充材料和可吸收生物屏障膜，用于进行牙周植骨术（GTR）和引导牙周组织再生术（GBR）。

8. **供牙及牙槽骨模型**（图 2-29） 为了更为准确地预备受区牙槽窝，减少供牙离体时间，避免或减少供牙试植时损伤牙根表面的牙周膜，应该在术前利用 CT 的三维数据，采用三维打印技术制备供牙模型，供术中预备受牙区时代替供牙作试植比对之用。如果术中需要在受牙区预备新的牙槽窝或原有牙槽窝形态复杂，还应该在术前制备牙槽骨模型，模拟手术预备牙槽窝的过程。

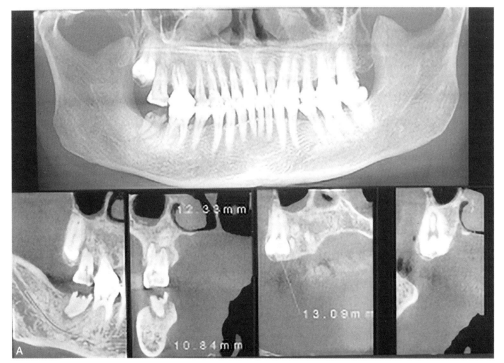

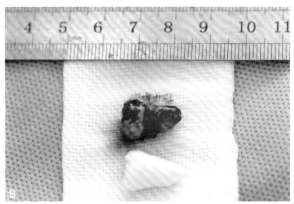

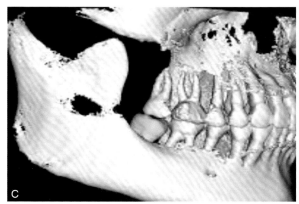

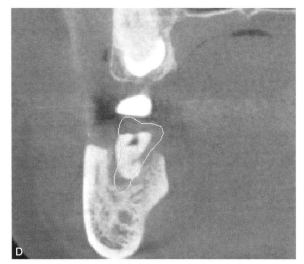

图 2-29　一例移植术中利用供牙 3D 打印模型的病例，女性患者，61 岁，拟用埋伏阻生的右上颌第三磨牙替代右下颌第二磨牙残冠

A. 术前 CT 片显示右下颌第二磨牙残冠，无法保留，右上颌第三磨牙埋伏阻生，拟将右上颌第三磨牙作为供牙，拟利用 CT 数据制备供牙 3D 打印模型

B. 拔出的供牙和其 3D 打印模型

C. 采用软件模拟供牙植入位置（蓝色）

D. 模拟供牙的形态（白色轮廓线）和患牙位置的对比

9. 牙体预备及充填器械和材料见第五章。

10. 根管逆行充填器械和材料见第五章。

三、药物准备

1. **抗菌药物**　因移植手术操作相比拔牙操作复杂,创伤大,耗时长,为在术中或术后获得理想的抗感染血药浓度,建议患者于术前预防性使用抗菌药物。常规于术前 0.5~2 小时口服阿莫西林胶囊 0.5g,如果对青霉素过敏,则换用克拉霉素缓释片 0.5g,如果受牙区处于慢性炎症状态,建议术前联合口服奥硝唑胶囊 0.5g。术后根据手术的复杂程度,必要时继续口服抗菌药物 3~5 天。

2. **止痛药**　建议使用非甾体类解热镇痛抗炎药,如:术前 0.5~2 小时口服洛索洛芬钠胶囊 0.6g,术后继续口服 3~5 天、每日两次。此外,也可以根据经验选用其他止痛药。

3. **局部麻醉药**　建议使用 4% 阿替卡因肾上腺素注射液或 2% 盐酸利多卡因注射液,但通常移植手术时间长,可以使用长效的盐酸丁哌卡因注射液,也可以根据经验选用其他局部麻醉药。

四、医护准备

开展自体牙移植要求相关医护人员必须学习和掌握以下技术:微创拔牙、粘接固定、根管治疗以及四手操作。只有熟练掌握和实施这些技术,才能有效保证整个治疗的成功。

术前要明确患者就诊的目的和要求,及患者对治疗的要求和期望,尤其当手术涉及牙和面部美学的位置,以及有软、硬组织条件不足的情况,治疗目标难以满足时,更需要重视患者对治疗的期望。

经评估符合移植且患者有明确需求后即可向患者详细介绍自体牙移植的治疗流程,对患者提出的问题进行耐心解答,以期获得患者的理解、信任及配合;同时告知患者手术所存在的风险以及手术费用,并签署手术知情同意书。之后对患者进行口腔卫生宣教,如:戒烟、正确的刷牙方法和次数,养成维护口腔卫生的良好习惯,保证手术成功和术后良好愈合。

第三章

自体牙移植的手术

标准化和规范化是取得自体牙移植成功的关键。术中应该遵循外科无菌、无痛、微创以及力学和美学的原则。

第一节
传统移植的手术步骤

传统移植的主要手术步骤分为消毒和麻醉,拔除患牙,拔出供牙,测量评估供牙,试植供牙,预备牙槽窝,移植供牙,修整并缝合软组织黏膜瓣,固定供牙和调拾以及术后影像学评估十步。

一、消毒和麻醉

推荐采用漱口液含漱的方法来达到清洁整个口腔的目的,也可以使用碘伏棉球或棉签消毒麻醉进针位点和手术区域。根据患牙和供牙的位置,选择与拔牙相同的局部麻醉方式,即上下颌前牙和前磨牙采用骨膜上浸润麻醉;上颌磨牙采用上牙槽后神经阻滞麻醉,腭侧附加鼻腭神经或腭前神经阻滞麻醉;下颌磨牙采用下牙槽神经、颊神经和舌神经阻滞麻醉。

二、拔除患牙

在拔除患牙、供牙和预备受牙区牙槽窝时,为了保存和保护供牙和受牙区周围的软硬组织,应该采用标准化的手术器械和规范化的微创操作。

如果同期拔牙和移植,应该先拔除患牙,再拔出供牙。拔牙后避免去除牙槽窝内残余健康牙周膜。如果患牙存在牙周、根尖周的急、慢性炎症等,则应该在拔除患牙后彻底清理和去除牙槽窝内的病变组织,消除感染源,待牙龈颜色、质地恢复正常后二期移植。特别要注意观察舌侧软组织有无窦道,这是检查容易疏忽的地方。

三、拔出供牙

与拔除患牙相比,拔出供牙时应该更加注重微创拔牙的方法和技巧。如果供牙已经完全萌出,在分离牙龈时,可以用手术刀沿着牙颈部环形切开牙龈组织并深达牙周膜,但也要尽可能保护牙根上附着的牙周膜;如果拟将阻生牙作为供牙,必须遵循微创拔牙的原则(图 3-1),只做必要的切开、翻瓣,使用外科专用切割手机和切割钻或超声骨刀小心去除供牙表面的牙槽骨,注意避免损伤牙冠和牙根;挺松供牙后,应该使用牙钳将其拔出并立即放入盛有生理盐水的容器中保存,避免牙周膜干燥变性。

拔出供牙后即刻复位牙槽窝和软组织瓣,必要时缝合止血。如果移植下颌阻生第三磨牙替代邻近的下颌第二磨牙,为便于试植,对翻开的软组织瓣仅做初步缝合,等试植满意后再进一步缝合拔牙创面。

移植术中发现的邻牙和移植牙的邻面龋坏应在术中治疗(图 3-2),以免术后因为治疗需要破坏更多健康牙体组织。

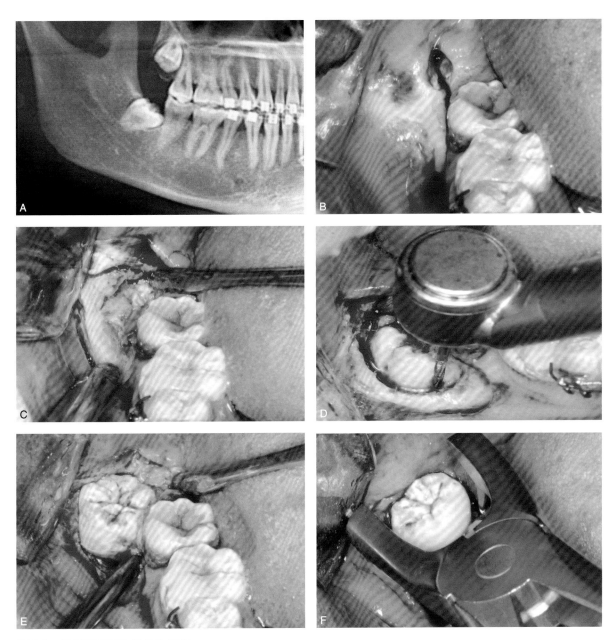

图 3-1 微创拔出阻生牙作为供牙

A. 术前全景片示右下颌第三磨牙低位阻生,拟选取其作为供牙

B. 选择三角瓣切口,切开牙龈和软组织黏膜

C. 翻瓣后,暴露术区,显露出部分牙冠

D. 用外科专用切割手机和切割钻去除供牙牙冠表面和颊侧的牙槽骨

E. 用牙挺挺松供牙

F. 用牙钳夹持供牙将其拔出

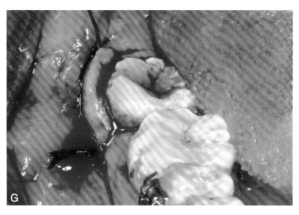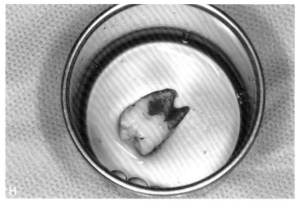

图 3-1（续）

G. 复位牙龈和软组织黏膜并缝合

H. 供牙拔出后放入盛有生理盐水的容器中保存

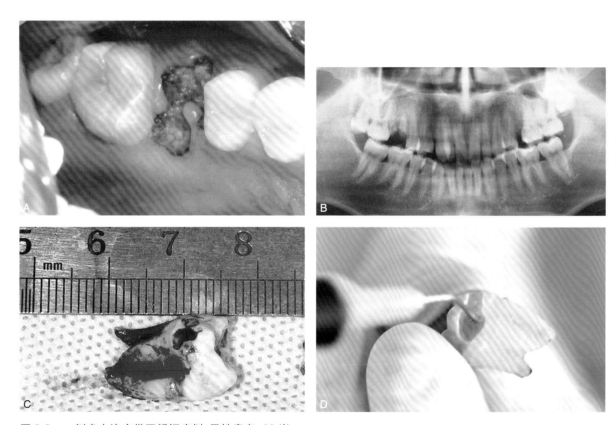

图 3-2　一例术中治疗供牙龋坏病例，男性患者，22 岁

A. 右上颌第一磨牙残根，右上颌第三磨牙牙冠表面无明显龋坏，形态良好，拟行右上颌第三磨牙移植替代右上颌第一磨牙

B. 术前全景片示右上颌第一磨牙残根，且近远中牙根已经分离，无法保留。右上颌第三磨牙冠根形态良好，冠根比适合，故选取右上颌第三磨牙作为供牙

C. 拔出右上颌第三磨牙后可见近中邻面有明显龋坏

D. 术中行右上颌第三磨牙牙体治疗，去龋备洞

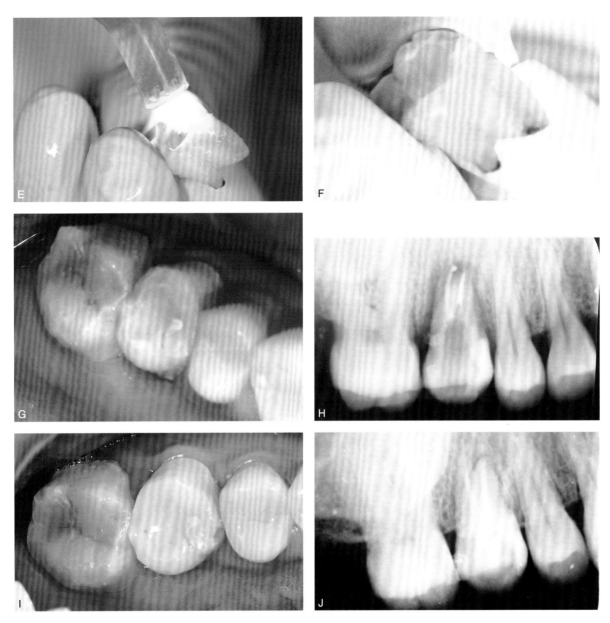

图 3-2（续）

E. 填充树脂后光固化治疗

F. 右上颌第三磨牙龋坏修补后

G. 移植术后 6 周，可见移植牙周围软组织愈合良好

H. 术后 6 周，根尖片示供牙移植到位，供牙牙根与受牙区牙槽窝匹配，根管治疗正在进行中

I. 术后 10 个月，可见移植牙周围软组织愈合良好

J. 术后 10 个月，根尖片示供牙牙根与受牙区牙槽窝基本愈合

四、测量评估供牙

在口外用游标卡尺、直尺或者注射器测量供牙牙冠近远中径和颊舌径宽度以及牙根长度（图 3-3），同时记录牙根形态、牙根发育情况（是否存在 Hertwig 上皮根鞘）以及牙周膜保存情况。

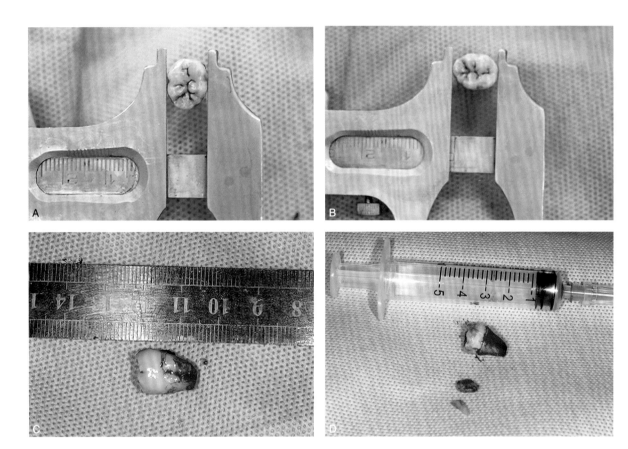

图 3-3 测量供牙

A. 游标卡尺测量供牙颊舌径
B. 游标卡尺测量供牙近远中径
C. 用直尺测量供牙冠根长度
D. 用注射器测量供牙冠根长度

五、试植供牙

将供牙试植入受牙区牙槽窝内，观察牙齿的固位、稳定、邻接和咬合关系等情况，评估两者的匹配程度，并做好预备受牙区牙槽窝的计划和准备。原则上应该减少试植的次数，因为每一次试植都会增加供牙和受牙区牙槽窝牙周膜的损伤。但在临床上，多数情况下需将供牙反复试植，因此，尤其要注意减少供牙离体的时间、防止干燥以及避免污染。建议术前根据三维 CT 信息制备供牙三维打印模型，以减少供牙的试植次数和离体时间（图 3-4）。

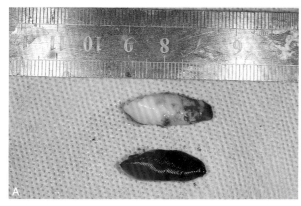

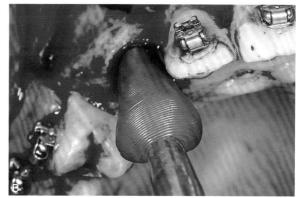

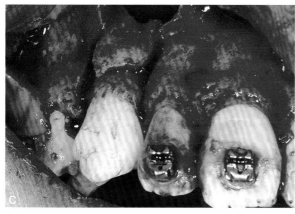

图 3-4 制备供牙模型

A. 供牙与其三维打印模型

B. 用供牙模型来比对并预备牙槽窝

C. 供牙被充分植入预备的牙槽窝

取出供牙时,可以采用金属吸唾器吸取牙冠的方法将供牙从盛有生理盐水的容器中取出,然后直接放入受牙区牙槽窝,该方法尤其便于上颌后牙区的试植(图 3-5)。

试植后用牙钳夹持供牙的牙冠将供牙放回生理盐水中。如果需要离体治疗供牙,则用生理盐水湿纱布包裹其牙根或牙冠后再行操作(图 3-6),手法应尽可能轻柔,以避免损伤牙周膜,同时应该争取在最短的时间内完成治疗。

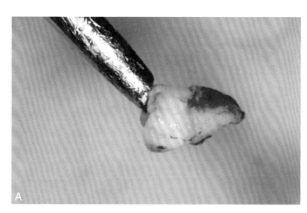

图 3-5 试植供牙时注意减少对牙周膜的损伤

A. 用金属吸唾器吸取供牙牙冠进行试植期间供牙的转移

B. 用金属吸唾器吸取供牙并放入受牙区牙槽窝

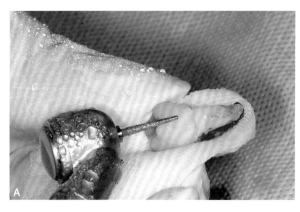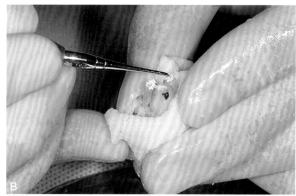

图 3-6　术中离体治疗供牙时要注意避免或减少对牙周膜的损伤

A. 用生理盐水湿纱布包裹供牙,左手手指夹持牙冠,右手进行牙冠邻面修整

B. 用生理盐水湿纱布包裹供牙,左手手指夹持牙冠,右手进行根尖逆行充填

六、受牙区牙槽窝的预备

对于受牙区牙槽窝的预备,应该在完整拔出供牙以及评估移植可行后再予以进行,尤其不要提前去除牙槽窝内的牙槽中隔,以免因各种原因导致需要放弃移植时,人为修整和扩大牙槽窝将会对患牙拔牙创的愈合和后期的修复造成影响。需要特别注意的是,预备应以供牙植入后其釉牙骨质界位于牙槽骨的上方不超过 1mm 或使牙槽嵴顶上方有 1mm 宽的牙周膜为目标(图 3-7)。

如果将牙槽窝加大加深预备后供牙咬合仍有高点时,可以拍片检查明确导致高点的位置并有针对性地修整(图 3-8)。

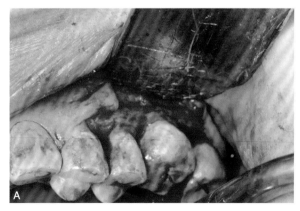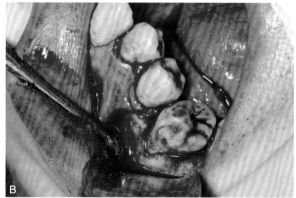

图 3-7　供牙植入后与牙槽骨高度的关系

A. 左上颌第一磨牙缺失,供牙植入后釉牙骨质界位于牙槽骨的上方不超过 1mm

B. 左下颌第一磨牙缺失,供牙植入后釉牙骨质界位于牙槽骨的上方超过 1mm,需要进一步预备牙槽窝,以使供牙有合适的骨支持

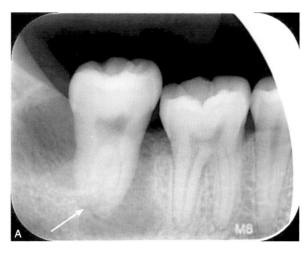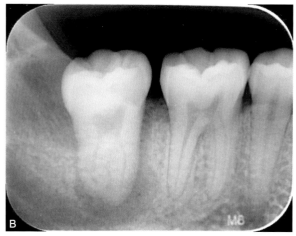

图 3-8　通过拍片检查明确导致高𬌗的位置并有针对性的修整牙槽窝

A. 将供牙植入牙槽窝后𬌗平面明显高于邻牙,拍片发现导致高𬌗的位置是牙槽窝的远中下方骨壁(白色箭头所指)

B. 修整牙槽窝后供牙完全植入其中,𬌗平面与邻牙平齐

1. 受牙区有牙槽窝(图 3-9)　如果受牙区为患牙拔除后的牙槽窝,那么无论患牙拔除和供牙移植是同期完成还是择期完成,为了充分显露牙槽骨,移植时均可以设计受牙区牙槽嵴顶和邻牙龈缘内的切口。其中邻牙龈缘内的切口应该尽量短小以避免造成不必要的附着丧失。同时也可以在邻牙的远颊位置做角形附加切口以获得更直观的术野。

翻瓣后观察分析受牙区的牙槽骨骨量,判断可能存在的骨缺损的位置、大小和形态,根据术前计划的植骨方案和所需的植骨量,为必要的植骨手术做充分准备。

用咬骨钳或球钻去除受牙区牙槽中隔。此时,若牙槽窝的深度或宽度不足,可以用球钻修整其底壁或侧壁的外形直至适合供牙植入且没有明显咬合高点。在此过程中应注意不能将供牙强行挤压入牙槽窝,以免牙周膜受到机械性的损伤。

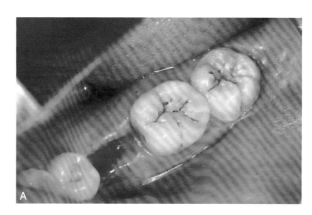

图 3-9　一例手术预备受牙区牙槽窝的病例,女性患者,22 岁

A. 术前口内检查可见左下颌第一磨牙缺失,左下颌第三磨牙垂直位萌出,牙冠𬌗面浅龋,拟行自体牙移植

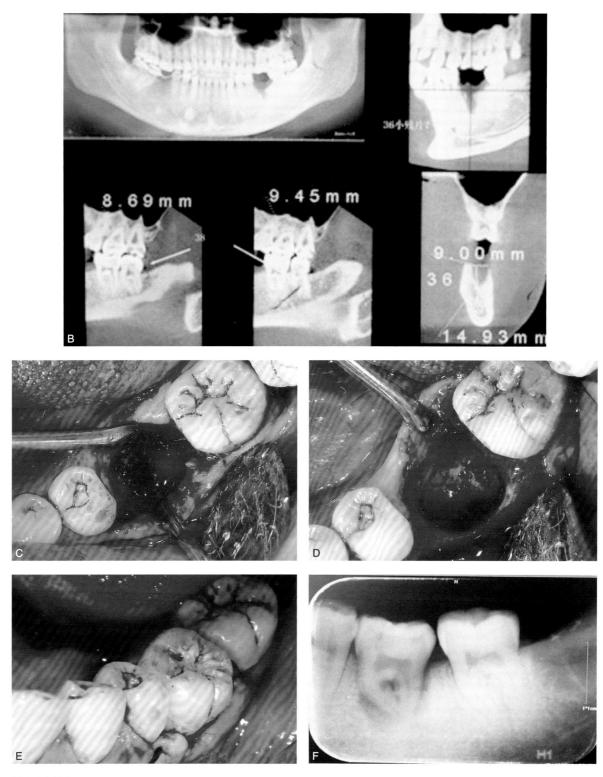

图 3-9（续）

B. 预备前 CBCT 示左下颌第一磨牙拔除后仅在近中有明确的牙槽窝,无法容纳供牙牙根,故需要预备牙槽窝

C. 牙槽窝预备前颊舌向距离不足,远中深度不足

D. 牙槽窝预备后颊舌向距离加宽,近远中深度均被加深

E. 牙槽窝预备后,供牙能够完全植入其中

F. 术后根尖片示牙槽窝预备后能够完全容纳供牙牙根

2. **受牙区没有牙槽窝**（图 3-10，图 3-11）　如果受牙区牙槽窝愈合且没有窝洞时，应根据测量供牙的数据，对受牙区预备进行合理设计，即首先在牙槽嵴顶做一个近远中向切口，全层切开黏骨膜，翻开黏骨膜，暴露手术区及颊舌侧骨缘，使用慢速手机结合较大直径球钻或种植机、超声骨刀结合相应钻头、刀头按设计的大小、方向和深度预备牙槽窝。预备时钻速约 2 000r/min，同时注意充分冷却降温。在预备过程中，依据试植结果更换磨切设备，直到供牙与受牙区基本匹配、咬合无明显高点为止。

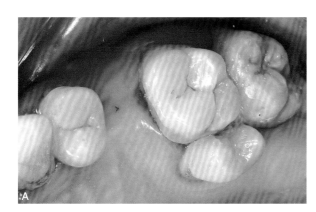
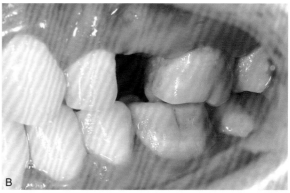
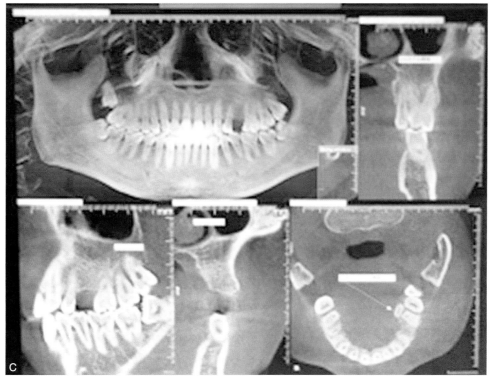

图 3-10　一例手术移植异位的左上颌第二前磨牙的病例，男性患者，25 岁

A. 术前检查见左上颌第二前磨牙异位生长在左上颌第一磨牙的腭侧，左上颌第二前磨牙区无残留牙根，牙龈无红肿，邻牙没有向缺牙处倾斜

B. 术前侧面咬合检查可见邻牙没有向缺牙处倾斜，对殆牙没有伸长，缺牙间隙的冠方能够容纳左上颌第二前磨牙

C. 术前 CT 示左上颌第二磨牙区牙槽骨高度和宽度充足

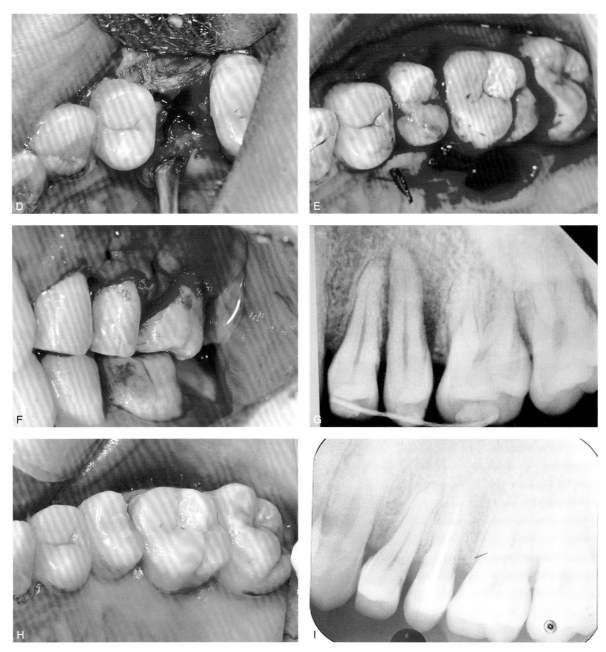

图 3-10（续）

D. 术中翻瓣后用外科专用切割手机和切割钻做牙槽窝颊舌向和近远中向宽度的标记

E. 将左上颌第二前磨牙完整拔出后完全植入预备好的牙槽窝内

F. 侧面咬合检查可见左上颌第二前磨牙与邻牙邻接关系良好,与对殆牙咬合关系良好

G. 术后即刻根尖片示供牙牙根与预备的牙槽窝匹配

H. 术后 1 年可见移植牙及周围软组织愈合好

I. 术后 1 年根尖片示移植牙牙根经过根管治疗,根尖周阴影消失

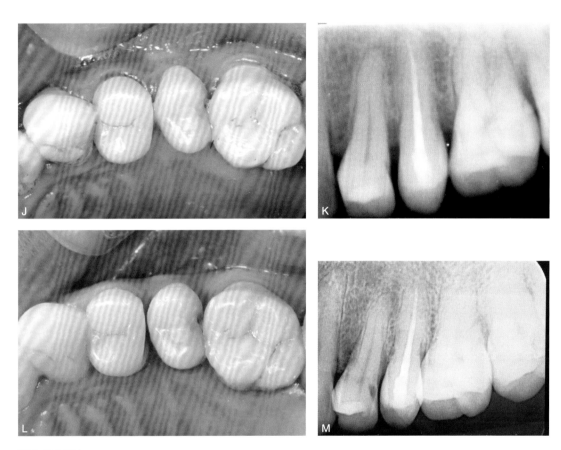

图 3-10（续）

J. 术后 3 年 9 个月可见移植牙及周围软组织愈合好

K. 术后 3 年 9 个月根尖片示移植牙根周牙槽骨密度增加，高度增高

L. 术后 8 年 7 个月可见移植牙及周围软组织愈合好

M. 术后 8 年 7 个月根尖片示移植牙与周边牙槽骨愈合良好，有清晰牙周膜影像

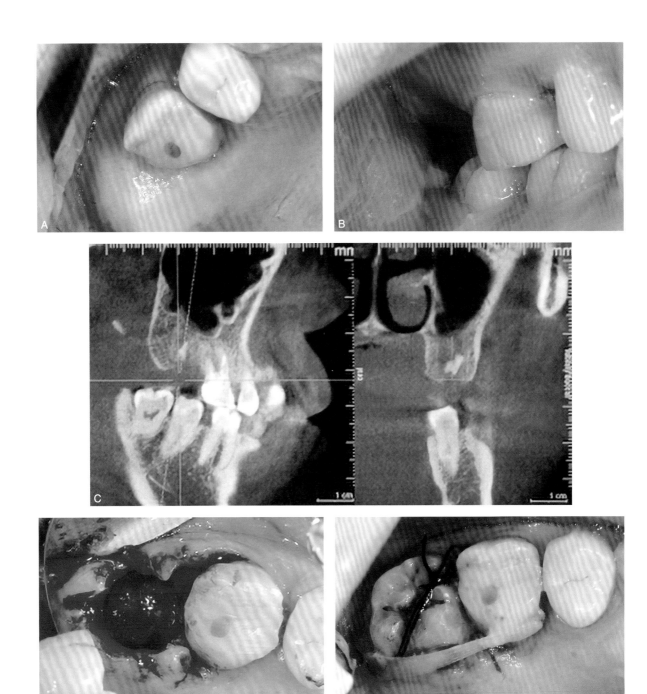

图 3-11 一例手术移植右下颌第三磨牙替代右上颌第二磨牙长期缺失的病例,女性患者,41 岁

A. 术前检查示右上颌第二磨牙长期缺失,牙龈无红肿,牙槽嵴丰满

B. 侧面咬合检查示对𬌗牙无伸长,有足够间隙容纳供牙

C. 术前 CBCT 示右上颌第二磨牙牙槽窝内残留牙根,需要拔除。右下颌第三磨牙伸长无对𬌗牙,冠根形态良好,冠根比适合,可以作为供牙

D. 在右上颌第二磨牙区切开牙龈,翻瓣,并预备牙槽窝

E. 将右下颌第三磨牙完整拔出后完全植入预备好的牙槽窝内

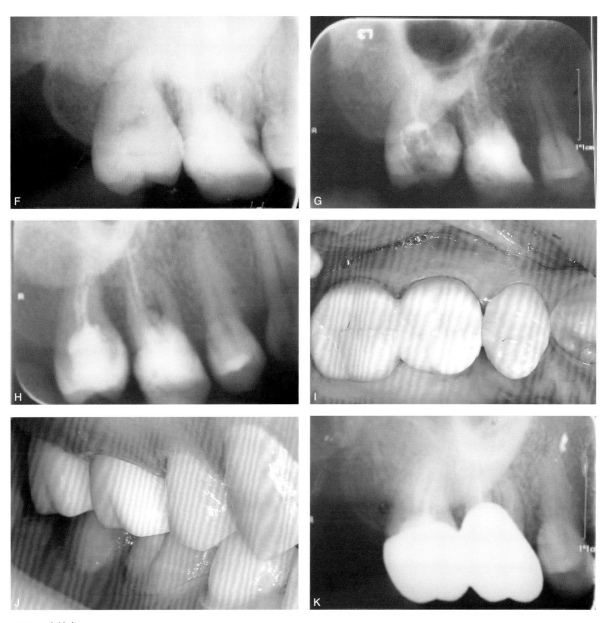

图 3-11（续）

F. 术后即刻根尖片示供牙牙根与预备的牙槽窝匹配

G. 术后 2 个月根尖片示根管治疗中，移植牙与牙槽窝之间愈合良好，没有明显阴影

H. 术后 10 个月根尖片示移植牙与牙槽窝之间愈合良好，没有明显阴影

I. 术后 22 个月复查可见左上颌第二磨牙与第一磨牙已行联冠修复，移植牙及周围软组织愈合好

J. 术后 22 个月侧面咬合检查可见移植牙与邻牙邻接关系良好，与对殆牙咬合关系良好

K. 术后 22 个月根尖片示移植牙牙根与牙槽窝之间愈合好，没有明显阴影

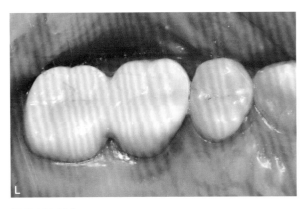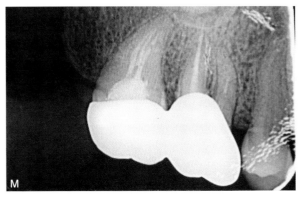

图 3-11（续）

L. 术后 5 年 7 个月可见移植牙及周围软组织愈合好

M. 术后 5 年 7 个月根尖片示移植牙牙根与周边牙槽骨愈合良好，有清晰牙周膜影像

3. 受牙区宽度不足　如果受牙区近远中向的宽度不足，可以在术中少量去除邻牙和供牙邻面的少量牙釉质（单牙去除牙釉质的总宽度不能超过 2mm）；如受牙区近远中向宽度明显不足，则需要提前采用正畸方法打开缺牙间隙。

如果受牙区颊舌向骨宽度不足，可以采取以下四种方法来达到增加宽度的目的：①若骨量缺失较少、骨宽度轻度不足，可以使用超声骨刀机械扩增骨宽度（图 3-12）；②若骨量缺失较多，可以使用超声骨刀或外科专用切割手机和切割钻去除部分皮质骨，待植入供牙后，再将这部分皮质骨回植于牙根周围（图 3-13）；③在制备牙槽窝时使用取骨钻在去骨同时收集骨碎片，然后用骨研磨器研磨成骨粉，待植入供牙后，将骨粉植入骨缺损区域，也可以应用超声骨刀在供牙牙槽窝骨壁内侧面或受牙区牙槽中隔上切取适量骨片，覆盖于受牙区骨缺损的牙根表面（图 3-14）；④将人工骨填充材料植入骨缺损的区域，必要时覆盖可吸收生物屏障膜。植入的材料量应适当多于骨缺损量，以弥补愈合过程中出现的材料吸收（图 3-15）。

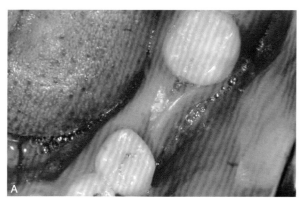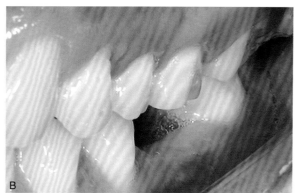

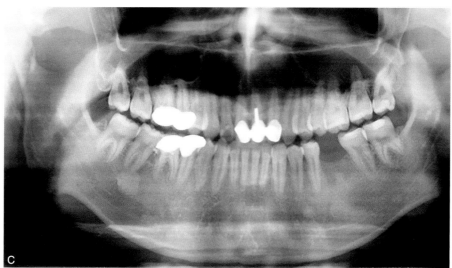

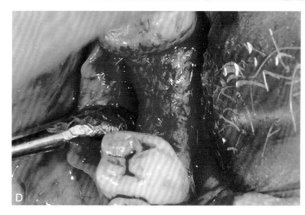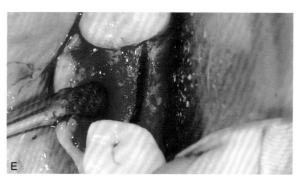

图 3-12　一例手术移植左上颌第三磨牙替代左下颌第一磨牙的病例,男性患者,22 岁

A. 术前检查可见左下颌第一磨牙缺失,牙龈无红肿,但是颊舌向牙槽骨有明显吸收

B. 术前侧面咬合检查可见邻牙没有向缺牙处倾斜,对殆牙没有伸长,缺牙间隙充足

C. 术前全景片示左下颌第一磨牙缺失,左下颌第三磨牙冠根形态与缺牙间隙匹配度低。左上颌第三磨牙无明显龋坏,冠根形态较好,冠根比适合,可以作为供牙

D. 切开翻瓣,显露缺牙区牙槽骨,可见牙槽嵴过窄,不能容纳左下颌第三磨牙牙根

E. 用超声骨刀做近远中向的骨切开

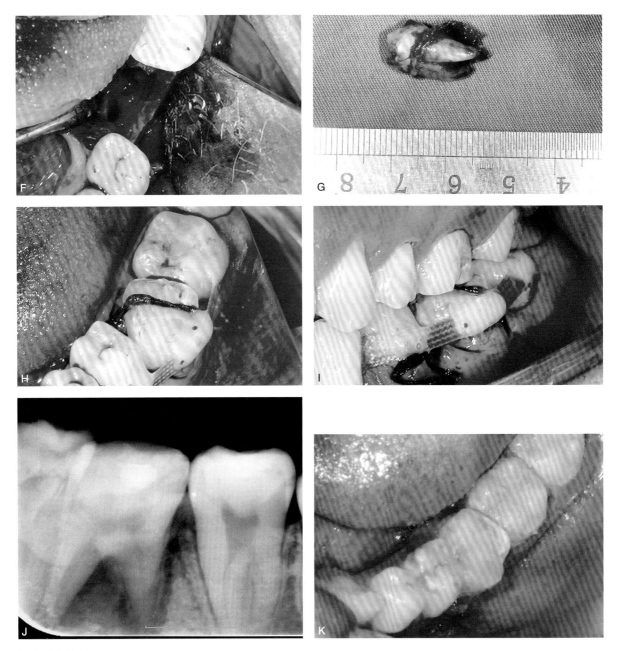

图 3-12（续）

F. 预备牙槽窝并将舌侧骨板向舌侧推出造成骨折以扩大牙槽窝

G. 完整拔出的左上颌第三磨牙，双根，根分叉较大，远中带有少量牙槽骨

H. 将供牙植入后用缝线和固位纤维固定

I. 供牙植入后侧面咬合检查可见供牙与邻牙邻接关系良好，与对殆牙咬合关系良好

J. 术后即刻根尖片示供牙位于牙槽窝内，但根分叉大，匹配性不理想

K. 术后 8 周检查见移植牙及周围软组织愈合良好

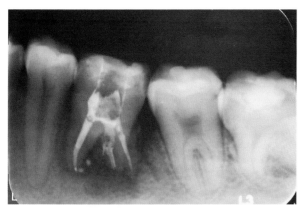
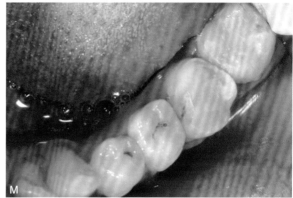
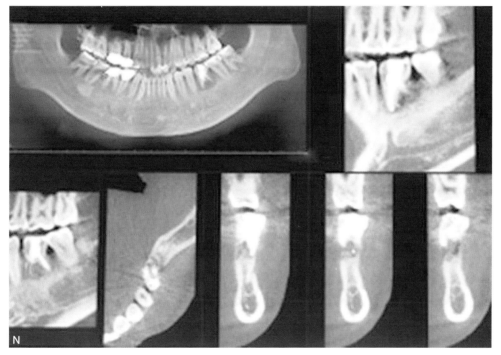
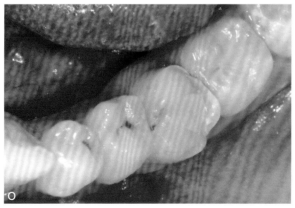

图 3-12（续）

L. 术后 8 周根尖片示移植牙根管治疗中，供牙与牙槽窝之间仍有明显阴影

M. 术后 4 个月复查移植牙及周围软组织愈合良好

N. 术后 4 个月 CT 示移植牙与牙槽窝之间阴影减少

O. 术后 15 个月复查移植牙及周围软组织愈合好

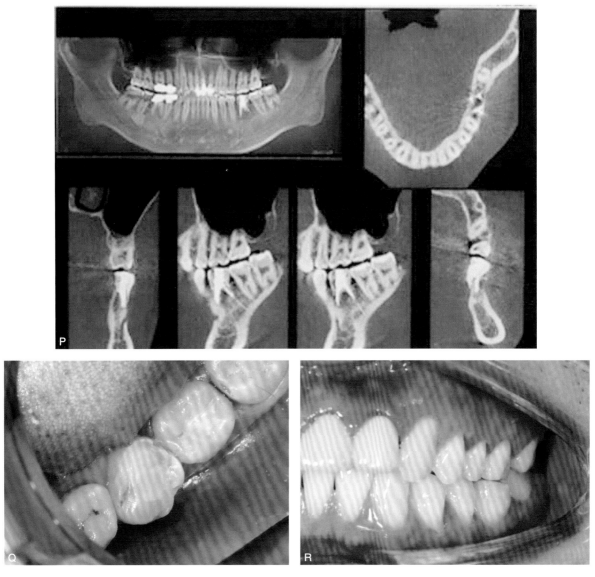

图 3-12（续）

P. 术后 15 个月 CT 示移植牙与牙槽窝之间阴影减少

Q. 术后 18 个月复查移植牙及周围软组织愈合好

R. 术后 18 个月侧面咬合检查可见移植牙与邻牙邻接关系良好，与对𬌗牙咬合关系良好

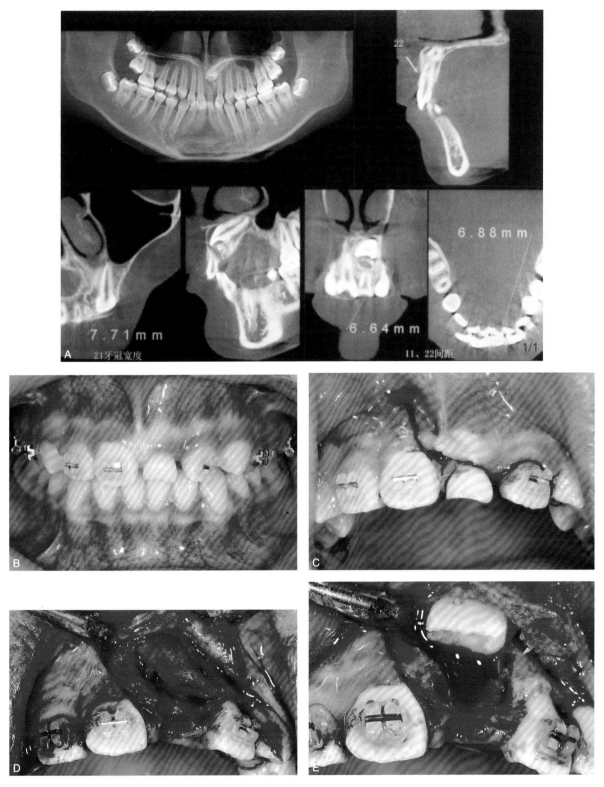

图 3-13 一例手术移植埋伏阻生左上颌中切牙替代左上颌乳中切牙的病例,女性患者,12 岁

A. 术前 CBCT 示左上颌中切牙埋伏阻生,其冠方腭侧存在多生牙,左上颌乳中切牙滞留,拟移植左上颌中切牙替代左上颌乳中切牙

B. 术前检查左上颌乳中切牙滞留,左上颌中切牙未萌,经过正畸治疗已经打开乳牙两侧间隙,能够容纳左上颌中切牙

C. 做术区三角式切口,切开牙龈

D. 翻瓣,拔除左上颌乳中切牙,用超声骨刀做骨切开

E. 人为折裂颊侧骨板,显露阻生的左上颌中切牙

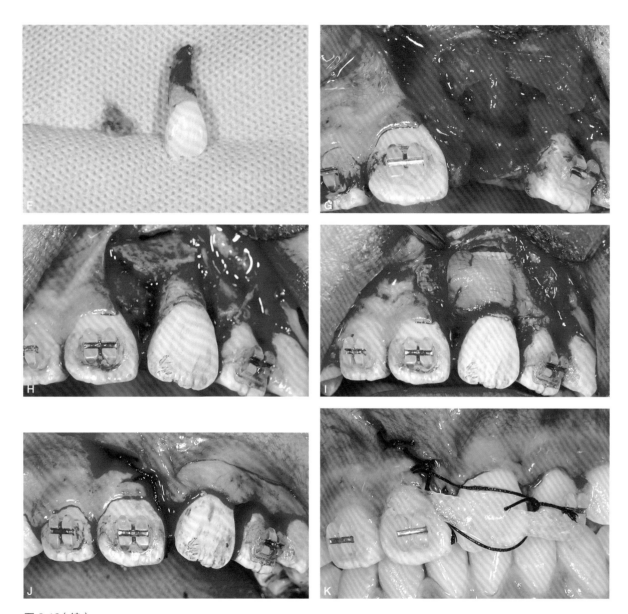

图 3-13（续）

F. 完整拔出左上颌中切牙，可见牙根明显弯曲

G. 去除颊侧骨板、显露牙槽窝

H. 将左上颌中切牙移植入正常位置后将颊侧骨板回植并覆盖在左上颌中切牙颊侧

I. 覆盖自体血制备的 CGF 膜

J. 将软组织复位，缝合牙龈

K. 用缝线和固位纤维固定移植牙

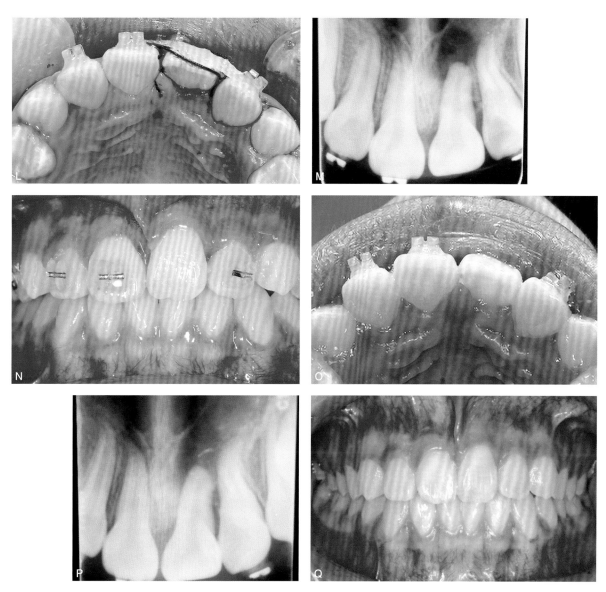

图 3-13(续)

L. 术后即刻检查,腭侧牙龈与左上颌中切牙贴合紧密

M. 术后即刻根尖片,供牙与牙槽窝匹配,供牙根尖阴影为原阻生位置的牙槽窝

N. 术后 4 周拆除固位纤维后可见移植牙及周围软组织愈合良好

O. 术后 4 周腭侧检查移植牙及周围软组织愈合良好

P. 术后 4 周根尖片,未行根管治疗,根尖阴影仍明显

Q. 术后 9 个月复查,已经完成正畸治疗,移植牙位置形态满意,周围软组织愈合好

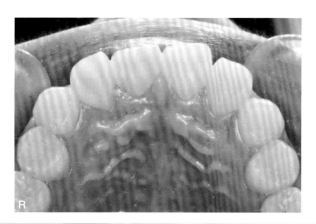

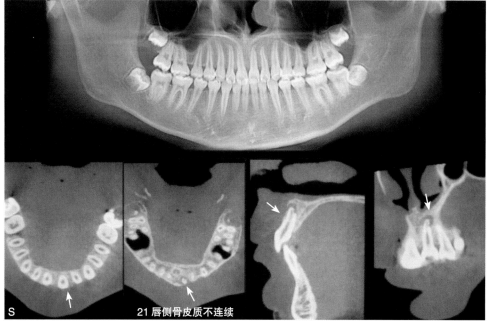

21 唇侧骨皮质不连续

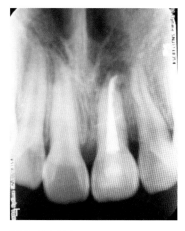

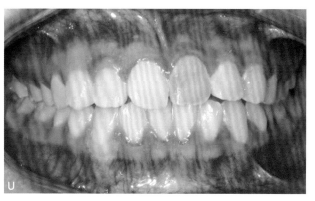

图 3-13（续）

R. 术后 9 个月腭侧检查，移植牙及周围软组织愈合好

S. 术后 9 个月 CBCT 复查发现根尖有小阴影，考虑为炎性吸收，经会诊讨论后进行根管治疗

T. 术后 10 个月根尖片示根管治疗后，根管充填到位

U. 术后 4 年 7 个月复查，移植牙位置形态满意，周围软组织愈合好，但是牙冠颜色变黑

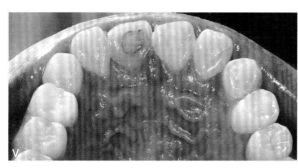

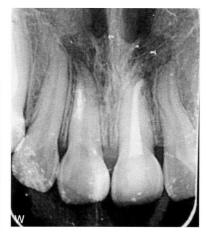

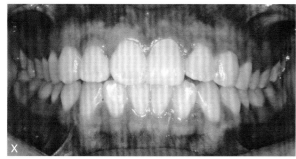

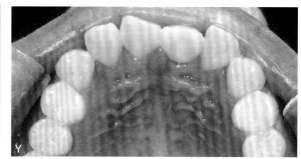

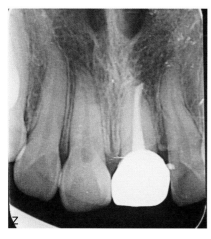

图 3-13（续）

V. 术后 4 年 7 个月腭侧检查可见补料,移植牙与周围软组织愈合好,牙冠颜色变黑

W. 术后 4 年 7 个月根尖片示移植牙与周边牙槽骨愈合良好,有清晰牙周膜影像

X. 术后 7 年 6 个月复查,移植牙全冠修复后,位置形态颜色满意

Y. 术后 7 年 6 个月腭侧检查,移植牙全冠修复后,位置形态颜色满意

Z. 术后 7 年 6 个月根尖片示移植牙冠为高密度影,牙根与周边牙槽骨有清晰牙周膜影像。后期继续观察随访

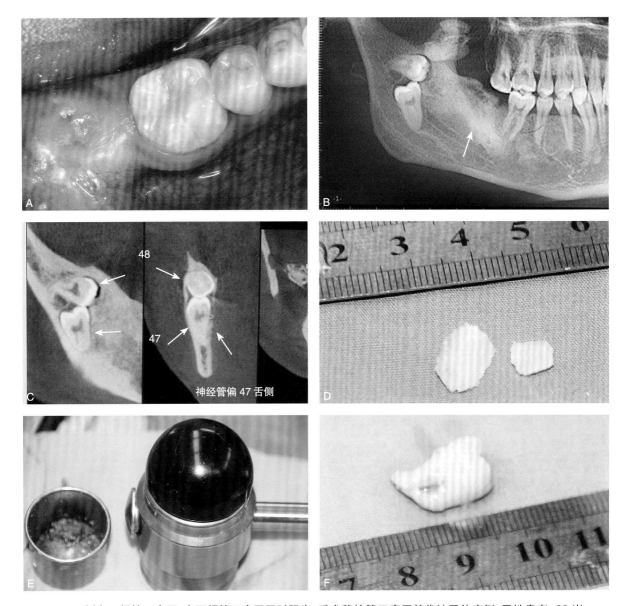

图 3-14　一例右下颌第二磨牙、右下颌第三磨牙同时阻生,手术移植第三磨牙替代缺牙的病例,男性患者,22 岁

A. 术前检查发现右下颌第二磨牙缺失,牙龈颜色、质地、形态良好,牙槽嵴丰满

B. 术前 CBCT 示右下颌第二磨牙、右下颌第三磨牙同时阻生,且都位于下颌骨升支内,右下颌第一磨牙远中骨量充足,白色箭头所指部位骨质密度增高

C. 术前 CBCT 示右下颌第二磨牙和第三磨牙关系密切,两者牙冠相对,位于下颌骨升支颊侧骨板内侧浅面

D. 拔除两颗阻生牙过程中手术去除的下颌骨颊侧骨片

E. 用骨研磨器将骨片研磨成骨粉备用

F. 选取拔牙术中牙周膜损伤较小的磨牙作为供牙,去除供牙的弯曲根尖,因条件所限,未做同期根尖逆行充填

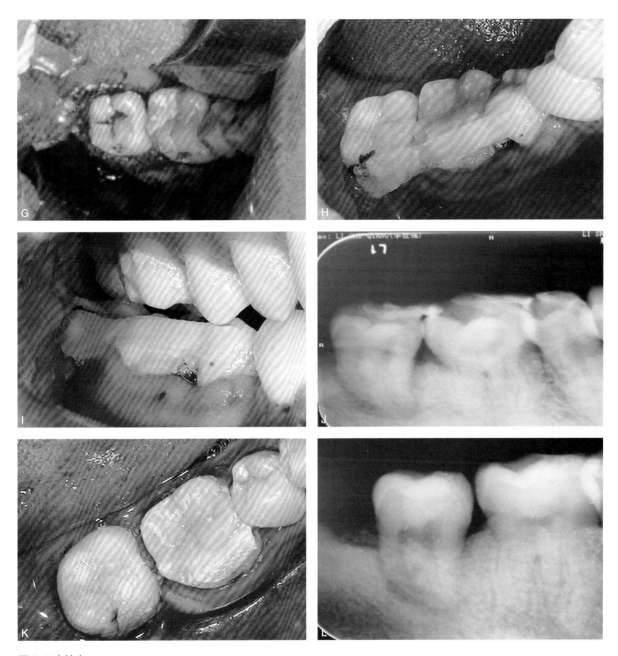

图 3-14（续）

G. 预备牙槽窝后植入供牙,并将自体骨粉填充在骨缺损区

H. 术后 4 周检查可见移植牙及周围软组织愈合较好

I. 术后 4 周侧面咬合检查可见移植牙与邻牙邻接关系良好,与对殆牙无咬合关系

J. 术后 4 周根尖片示移植牙与牙槽窝匹配,供牙与牙槽窝之间有少量阴影

K. 术后 6 个月复查可见移植牙及周围软组织愈合良好

L. 术后 6 个月根尖片示移植牙与牙槽窝之间阴影减少

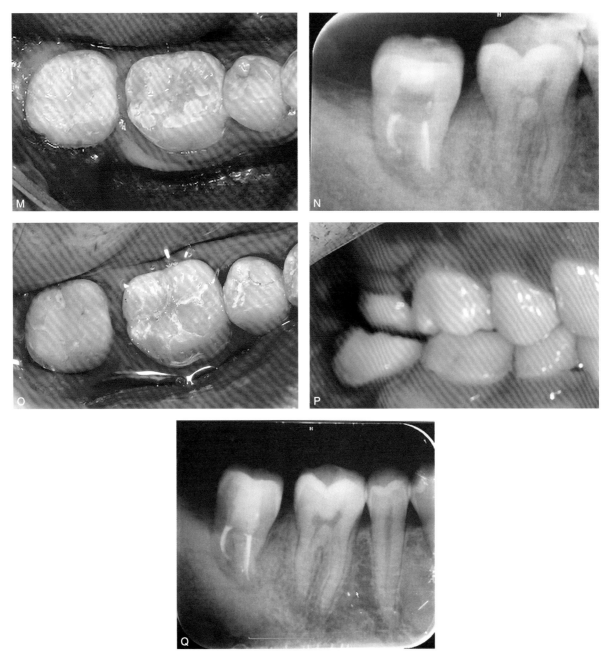

图 3-14（续）

M. 术后 7 个月复查可见移植牙及周围软组织愈合良好

N. 术后 7 个月根尖片示移植牙完成根管治疗

O. 术后 12 个月复查可见移植牙及周围软组织愈合良好，移植牙略向远中移动

P. 术后 12 个月侧面咬合检查可见移植牙与邻牙邻接关系良好，与对𬌗牙咬合关系良好

Q. 术后 12 个月根尖片示移植牙与牙槽窝之间愈合良好，没有明显阴影

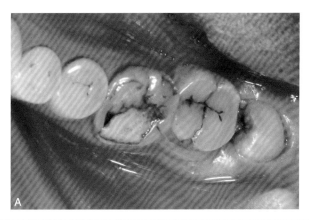

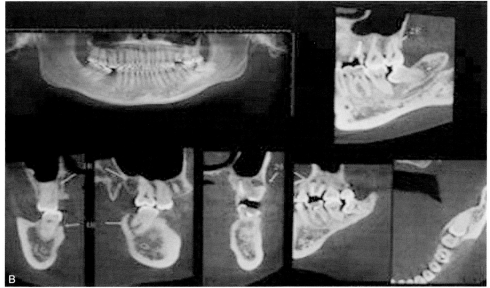

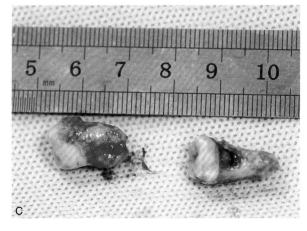

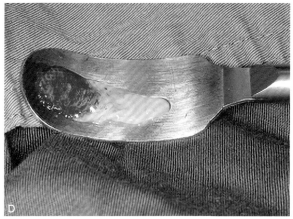

图 3-15 一例手术移植左下颌第三磨牙替代左下颌第二磨牙的病例,女性患者,42 岁

A. 术前检查发现左下颌第三磨牙近中阻生,牙冠紧贴第二磨牙远中,左下颌第一磨牙龋坏

B. 术前 CBCT 示左下颌第三磨牙近中阻生,近中牙冠紧贴第二磨牙远中,并导致颈部和根上 1/3 明显吸收,左下颌第一磨牙牙冠有补料影像和明显阴影

C. 供牙(左下颌第三磨牙)和患牙(左下颌第二磨牙)比较,可见供牙无明显龋坏,冠根形态良好,冠根比适合,患牙颈部和根面明显龋坏

D. 将一部分 CGF 压制成膜

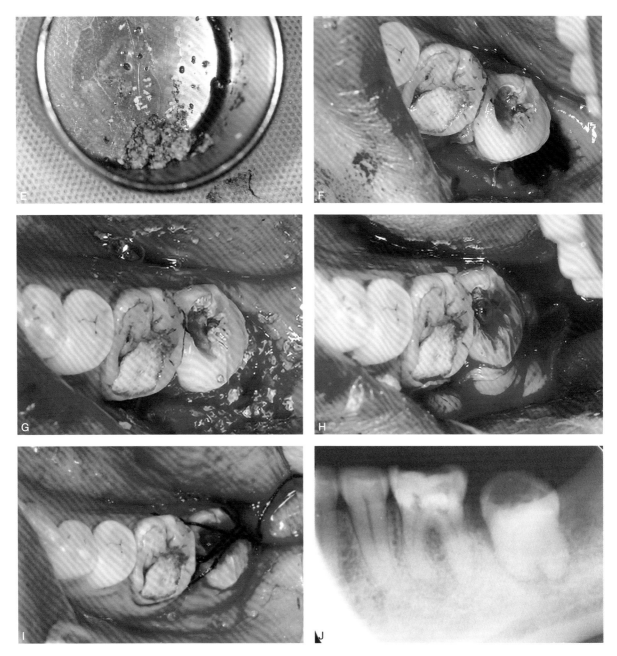

图 3-15（续）

E. 将骨填充材料与另一部分 CGF 混合

F. 将供牙完全植入受牙区牙槽窝内

G. 将骨填充材料与 CGF 的混合物填充于供牙远中的第三磨牙牙槽窝内，以促使供牙远中骨再生

H. 将 CGF 膜覆盖在骨填充材料 /CGF 混合物表面

I. 将软组织复位，缝合牙龈

J. 术后即刻根尖片示供牙牙根与受牙区牙槽窝匹配，𬌗面高度略低于邻牙

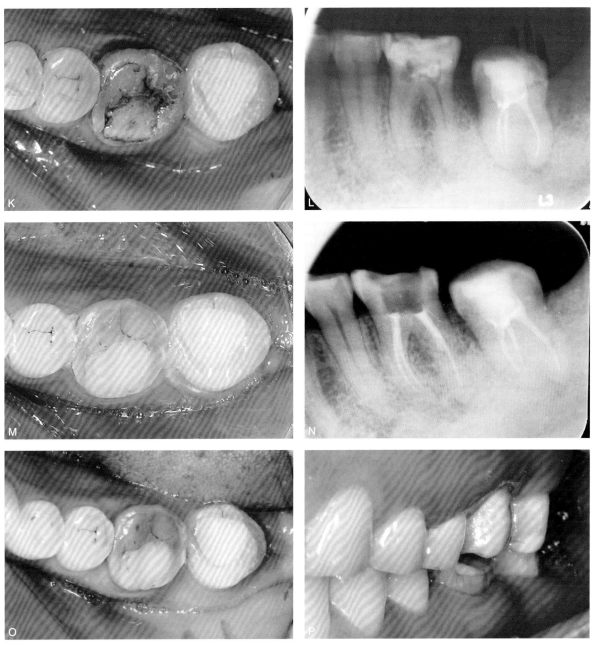

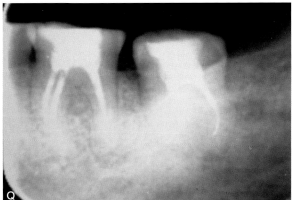

图 3-15（续）

K. 术后 6 周检查移植牙及周围软组织愈合良好,已完成根管治疗

L. 术后 6 周根尖片示移植牙与牙槽窝之间愈合良好,移植牙根方有少量阴影

M. 术后 6 个月复查可见移植牙及周围软组织愈合好

N. 术后 6 个月根尖片示移植牙与牙槽窝之间愈合良好,没有明显阴影

O. 术后 17 个月复查可见移植牙及周围软组织愈合好

P. 术后 17 个月侧面咬合检查可见移植牙与邻牙邻接关系良好,与对殆牙咬合关系良好

Q. 术后 17 个月根尖片示移植牙与牙槽窝之间愈合良好,没有明显阴影,殆面高度与邻牙接近

4. 牙根过大或过小 若牙根过大,需要将受牙区的牙槽窝预备得更大更深,同时会人为造成骨组织缺损,移植时尽量将供牙向深部植入,并将骨缺损位置暴露在颊侧,便于需要时同期植入人工骨填充材料。对于年轻患者则可以不植骨,观察后期骨再生情况。如果骨缺损过多,移植术后可能会有牙龈退缩、牙根部分暴露的风险,则建议选择其他方式修复缺失牙。牙根过小时,愈合时间会延长。如果牙槽窝骨壁到牙根表面的距离尚在 2mm 之内,需要加大弹性固定的稳固性和延长固定时间。如果牙槽窝骨壁到牙根表面的距离大于 2mm,应等待一段时间,在牙槽窝缩小后移植或通过植入人工骨填充材料来改善移植牙的稳固性。

5. 牙根过弯 若牙根过弯,可以加大牙槽窝底部宽度,保留过弯牙根后完整移植(图 3-16),也可在保留冠根比协调的情况下截去过度弯曲的根尖部分,同期行逆行根管充填,术后择期再行正向根管治疗(图 3-17)。建议在术中拍摄供牙牙根照片,为后期牙髓治疗提供参考;如受条件、技术和材料限制,建议选择其他方式修复缺失牙。

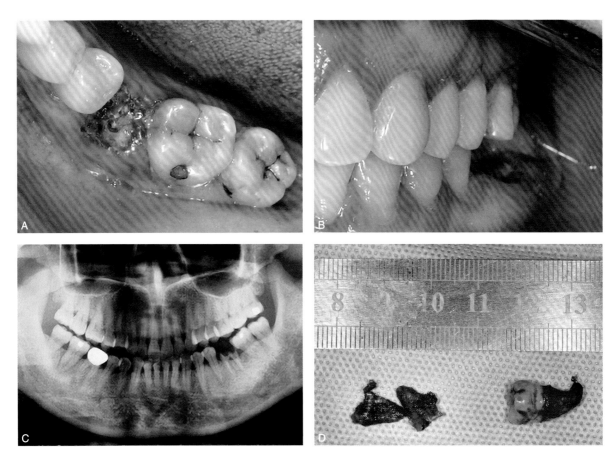

图 3-16 一例手术移植左上颌第三磨牙替代左下颌第一磨牙的病例,女性患者,45 岁

A. 术前检查可见左下颌第一磨牙残根龋坏,无法保留,左下颌第三磨牙殆面浅龋,但牙冠的颊舌径和近远中径均明显大于缺牙间隙

B. 术前侧面咬合检查可见患牙牙槽嵴丰满,对殆牙没有伸长

C. 术前全景片示左下颌第一磨牙残根,已经做过根管治疗,但牙根分离,无法保留,左下颌第二磨牙向近中倾斜,导致缺牙间隙变小。左侧上下颌第三磨牙未见明显龋坏,冠根形态良好,冠根比适合,但是左上颌第三磨牙牙冠大小与缺牙间隙更为接近,故选择左上颌第三磨牙作为供牙

D. 患牙残根和供牙(左上颌第三磨牙),供牙牙根弯曲细长

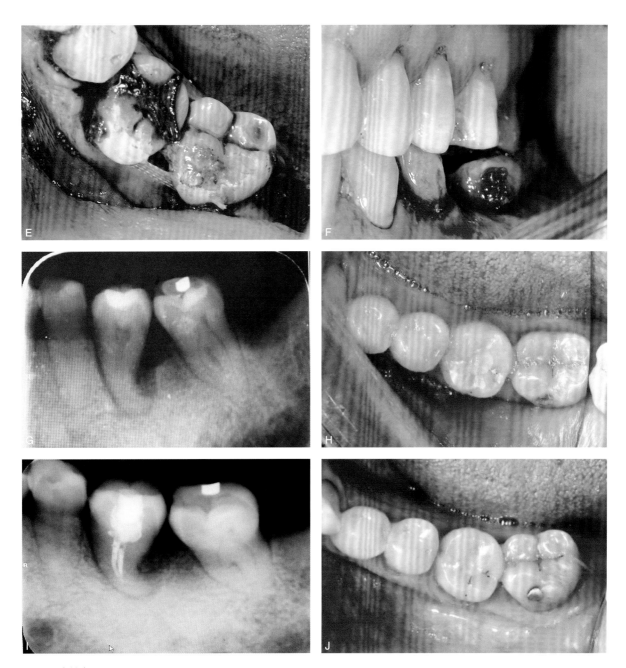

图 3-16（续）

E. 将供牙完全植入受牙区牙槽窝后,用缝线和固位纤维固定

F. 术后即刻侧面咬合检查可见供牙与邻牙邻接关系良好,与对𬌗牙咬合关系较好

G. 术后即刻根尖片示供牙完全植入牙槽窝内,牙根向远中弯曲,远中牙槽骨高度不足,牙根与牙槽窝之间有明显阴影

H. 术后 4 个月复查可见移植牙及周围软组织愈合较好

I. 术后 4 个月根尖片示移植牙与牙槽窝之间愈合较好,牙根与牙槽窝之间的阴影缩小

J. 术后 21 个月复查可见移植牙及周围软组织愈合良好

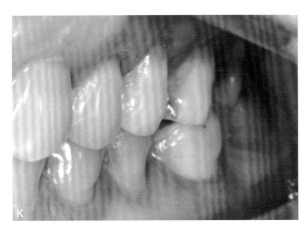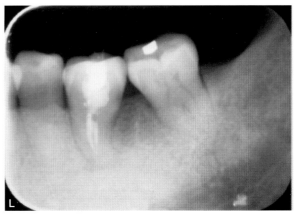

图 3-16（续）

K. 术后 21 个月侧面咬合检查可见移植牙与邻牙邻接关系良好,与对殆牙咬合关系良好

L. 术后 21 个月根尖片示移植牙与牙槽窝之间愈合良好,牙根与牙槽窝之间可见正常牙周膜间隙

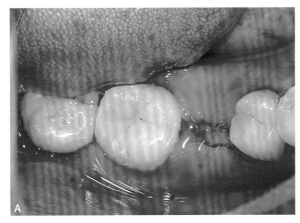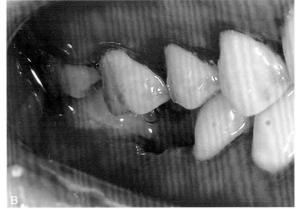

图 3-17　一例手术移植右下颌第三磨牙替代右下颌第一磨牙的病例,男性患者, 30 岁

A. 术前检查发现右下颌第一磨牙已经拔除,牙龈愈合较好,右下颌第三磨牙完全萌出,垂直位生长

B. 术前侧面咬合检查可见邻牙没有向缺牙处倾斜,对殆牙没有伸长,缺牙间隙充足

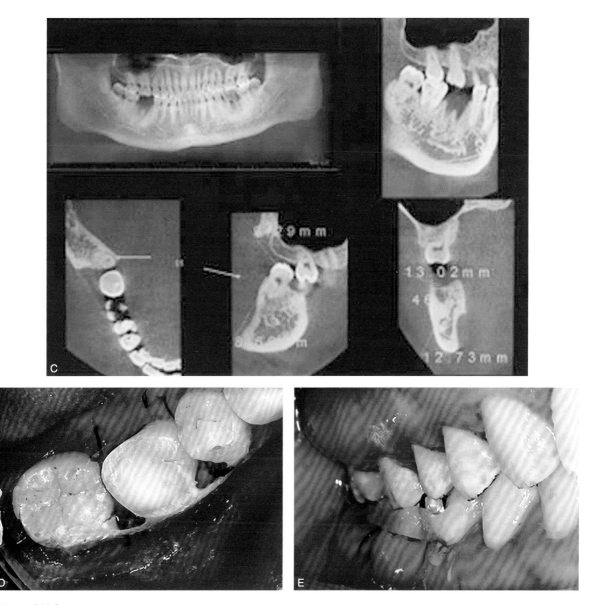

图 3-17（续）

C. 术前 CBCT 示右下颌第一磨牙缺失,右下颌第三磨牙无对殆牙,未见明显龋坏,冠根形态良好,冠根比适合,虽然为
   两个根,但根分叉不大,而且为同侧同颌,故选右下颌第三磨牙为供牙
D. 将供牙完全植入受牙区牙槽窝后,用缝线和固位纤维固定
E. 术后即刻侧面咬合检查可见供牙与邻牙邻接关系良好,与对殆牙咬合关系良好

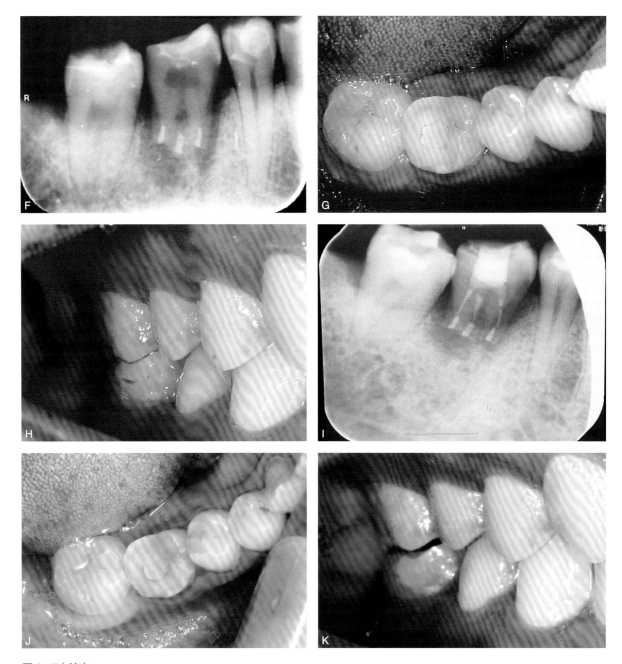

图 3-17（续）

F. 术后即刻根尖片示供牙牙根与预备的牙槽窝匹配,因拔除供牙时根尖折断,术中同期行根尖外科手术和逆行充填,但是供牙植入深度不足,殆面调磨过多

G. 术后 8 周检查移植牙及周围软组织愈合较好

H. 术后 8 周侧面咬合检查可见移植牙与邻牙邻接关系良好,与对殆牙咬合关系良好

I. 术后 8 周根尖片示移植牙与牙槽窝之间愈合良好,没有明显阴影,已经完成正向根管治疗

J. 术后 1 年复查可见移植牙及周围软组织愈合好

K. 术后 1 年侧面咬合检查可见移植牙与邻牙邻接关系良好,与对殆牙咬:合关系良好

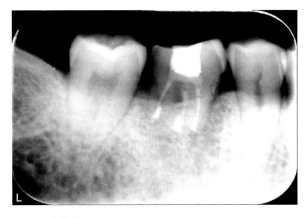

图 3-17（续）

L. 术后 1 年根尖片示移植牙与牙槽窝之间愈合良好，没有明显阴影，牙槽骨高度增加

6. 上颌窦底低，骨高度不足　当上颌窦底低，骨高度小于供牙牙根长度，术中可以采用经牙槽嵴顶上颌窦底提升的方法（图 3-18），操作如下所示。

（1）预备牙槽窝至上颌窦底皮质骨。

（2）使用球钻或超声骨刀在上颌窦底皮质骨上作骨切开线，小心避免损伤上颌窦黏膜。

（3）使用骨挤压器轻轻将上颌窦底的皮质骨板推入上颌窦。

（4）使用上颌窦黏膜剥离器将上颌窦黏膜自上颌窦底渐次剥离，沿骨切开线轻柔抬起上颌窦黏膜，为移植牙创造足够的间隙。

也可以于术前先行侧壁开窗上颌窦底提升（图 3-19），操作如下。

（1）切开：设计上颌尖牙至第一磨牙龈颊沟横行切口，切开黏骨膜，翻瓣显露上颌窦外前壁骨面。

（2）开窗：用球钻或超声骨刀在上颌窦前壁相当于窦底的位置磨出一矩形窗口。

（3）分离上移骨黏膜瓣：用上颌窦黏膜剥离器或鼻黏膜剥离器自窦底贴骨壁分离、上推窦黏膜直至植骨高度。

（4）在窦底与提升的骨板之间植入人工骨填充材料或自体碎骨。

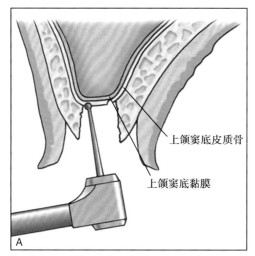
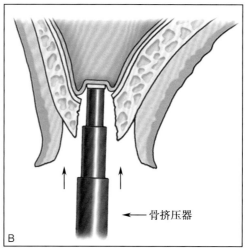
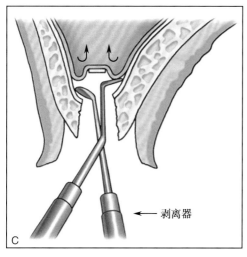
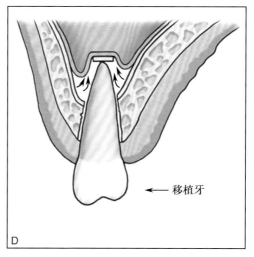

图 3-18　经牙槽嵴顶上颌窦底提升示意图

（引自 Mitsuhiro Tsukiboshi 的 *Autotransplantation of Teeth*）

A. 使用球钻在上颌窦底骨质做骨切开线

B. 使用骨挤压器轻轻向上抬起骨组织

C. 使用剥离器自上颌窦底剥离上颌窦底黏膜并推起提升

D. 将供牙移植入牙槽窝内，牙根、上颌窦底黏膜和上颌窦底皮质骨之间的间隙可以填入人工骨填充材料

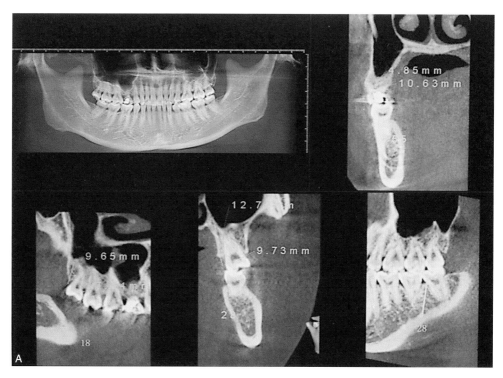

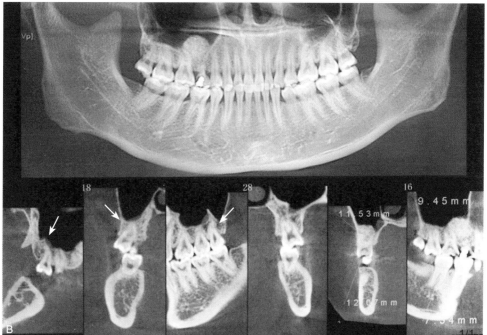

图 3-19　一例手术侧壁开窗上颌窦底提升病例，女性患者，27 岁，右上颌第二乳磨牙乳牙滞留，拟行右上颌第三磨牙移植替代右上颌第二乳磨牙

A. CBCT 测量右上颌第二乳磨牙区牙槽骨高度仅有 4.85mm，右上颌第三磨牙牙根长度 9.65mm，且根尖过度弯曲，因受牙区骨高度明显不足，所以需要术前进行侧壁开窗上颌窦底提升

B. 上颌窦底提升后，CBCT 测量右上颌第二乳磨牙区牙槽骨高度提升到 11.53mm，满足右上颌第三磨牙移植的骨高度条件

七、移植供牙

移植供牙入受牙区牙槽窝,此时可以根据牙齿的固位、稳定、邻接和咬合关系等情况来旋转供牙（90°、180°甚至任意角度）来获得满意的植入位置,同时可以通过颊舌向减径来尽量避免对刃𬌗和反𬌗,以使移植牙处于良好的功能位。

对于牙根未完全发育的牙齿,植入后应使其低于咬合平面1~2mm以提供后期继续发育的空间;发育完全的牙齿不应有明显的咬合高点。

如果供牙存在咬合面龋坏,应该在术前和术后根管治疗时修补,术中尽量不做任何处理。如果邻面龋坏,可以通过旋转牙冠并使龋坏位于颊舌侧,以便于后期治疗;但如果选取的移植位置使龋坏仍位于邻面,则需要在术中进行去除龋坏和充填（图3-3）。

八、修整并缝合软组织黏膜瓣

植入供牙后需要检查周围牙龈组织是否密合。在修整多余软组织时,要确保有足够的角化牙龈组织严密包绕供牙。如果受牙区的角化牙龈组织量很少,必须做龈沟内和斜角形切口来保留全部角化牙龈组织,并使软组织与移植牙相适合。

当移植第三磨牙替代邻近的第二磨牙时,建议做一个松弛切口,使组织瓣减张,缝合时能够更为紧密的包绕供牙（图3-20）。

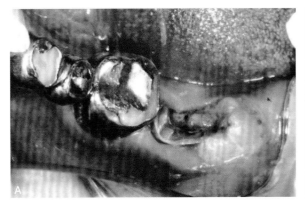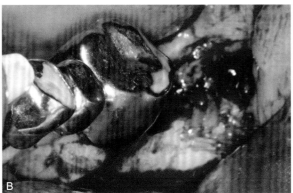

图3-20　一例移植术中修整并缝合软组织黏膜瓣的病例,男性患者,53岁

A. 术前检查发现左下颌第二磨牙残根,左下颌第三磨牙近中阻生,其牙冠紧贴残根远中,拟行左下颌第三磨牙移植替代左下颌第二磨牙

B. 拔除左下颌第二磨牙、左下颌第三磨牙后做三角式切口

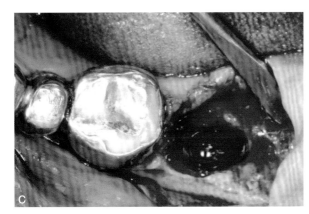
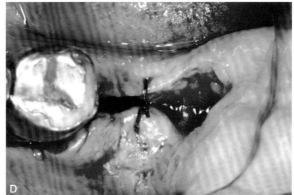

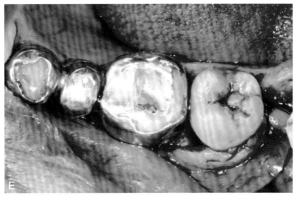

图 3-20（续）

C. 充分显露左下颌第二磨牙牙槽窝并做充分的牙槽窝预备

D. 受牙区软组织缝合修整

E. 植入左下颌第三磨牙后软组织能够将其紧密包绕

缝合时首先在供牙的近远中分别做褥式缝合，这样不但使牙龈组织贴合更为紧密，而且可以通过软组织使得供牙获得一定的稳定性。如果计划利用缝线固定移植牙，则应该准备足够长度的缝线以满足固定的需要。

九、调𬌗和固定

牙齿的稳定性对附着的重新获得非常重要。尽管有的供牙牙根形态和长度与受牙区牙槽窝匹配，植入后供牙已经很稳固，但是为了防止受咀嚼影响而松动，固定仍然必要。

移植牙固定前、后都要反复检查，调整咬合关系以确保移植牙没有咬合干扰。常规使用咬合纸来检查。

对于植入后低于咬合平面的未完全发育的牙齿，可以用缝线或弹性材料横跨牙冠加以固定。对于完全发育的牙齿，如果仅用缝线固定，建议在固定前调𬌗（图 3-21），如果在固定后调𬌗要注意避免磨断缝线。如果采用其他方式固定，常规为牙列颊侧固定，在固定前后均可以进行调𬌗，对于对𬌗牙明显伸长的患者，可以适当调磨对𬌗牙，必要时还可以对其进行去髓后大量磨改。

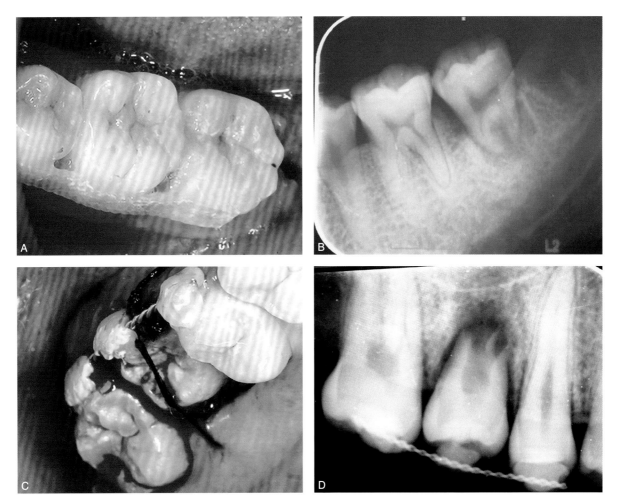

图 3-21 完全发育和未完全发育牙齿移植后的固定方式
A. 完全发育牙齿移植后采用石英纤维夹板树脂固定供牙,供牙与邻牙高度基本一致
B. 完全发育牙齿移植固定后根尖片示供牙完全植入牙槽窝内
C. 未完全发育牙齿移植后采用缝线、麻花丝和树脂固定供牙,供牙拾面低于邻牙
D. 未完全发育牙齿移植固定后根尖片示供牙完全植入牙槽窝内,牙槽窝底部与供牙牙根有明显间隙,牙冠拾面低于邻牙

　　近年来,临床上推荐使用非刚性材料进行弹性固定代替以往的坚强固定,可以根据病例实际情况选择不同的固定方法(图 3-22~ 图 3-26),具体如下。

　　1. 缝合固定　对于移植牙能稳定植入牙槽窝的病例,仅采用缝线绕过供牙咬合面行"8"字结扎固定即可,注意利用未全层翻瓣的牙龈组织、牙龈下骨膜或邻牙牙龈组织作为固定锚点。该方法简便易行,经济有效。但是,缝线可能产生新的咬合高点,如果固定后发现咬合高点需要调拾时容易磨断缝线。

　　Mitsuhiro 博士认为固定后要用牙周塞治剂填塞移植牙周围空隙,这样不但能加强固位,而且可以防止唾液中细菌的污染,促进牙颈部区域的愈合。但是我们临床实践表明:只要术中伤口缝合适当,固定牢靠,牙龈稳固包绕移植牙,术后患者能够遵守医嘱,保持良好口腔卫生,不填塞牙周塞治剂一样能获得良好的稳定性和愈合。

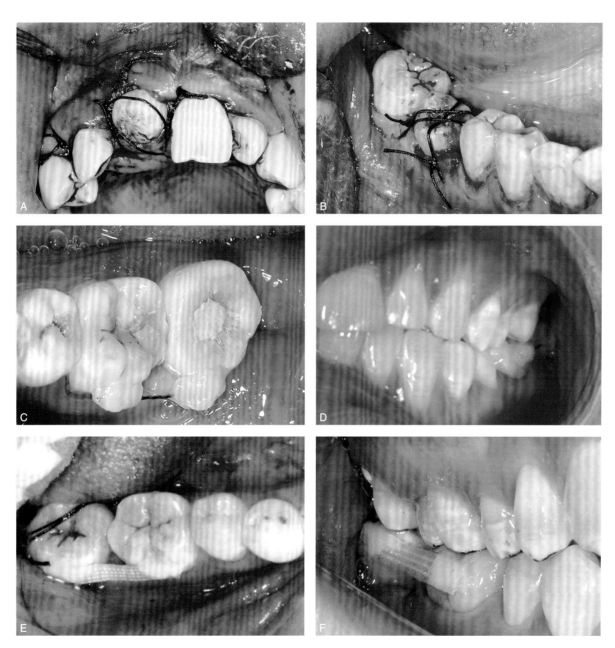

图 3-22　各种固定方式

A. 前牙（右上颌中切牙）缝合固定

B. 后牙（右下颌第一磨牙）缝合固定

C. 弹性不锈钢麻花丝树脂固定左下颌第二磨牙

D. 弹性不锈钢麻花丝树脂固定左下颌第二磨牙的侧面咬合像

E. 固位纤维树脂固定右下颌第二磨牙

F. 固位纤维树脂固定右下颌第二磨牙的侧面咬合像

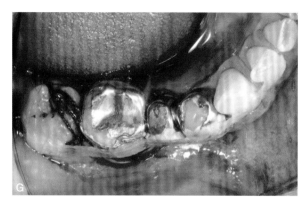
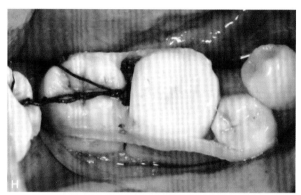
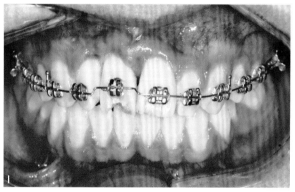

图 3-22（续）

G. 右下颌第二磨牙移植术后,右下颌第一前磨牙、第二前磨牙及右下颌第一磨牙都是金属修复体,故将石英纤维夹板跨过三颗牙齿,用树脂粘接到侧切牙

H. 右下颌第二磨牙移植术后,因右下颌第一磨牙为烤瓷冠,故将石英纤维夹板跨过第一磨牙,用树脂粘接到第二前磨牙,并做第一磨牙和第二磨牙的舌侧固定

I. 正畸片段弓树脂固定右上颌中切牙,因切端有缺损,所以调整托槽粘接位置

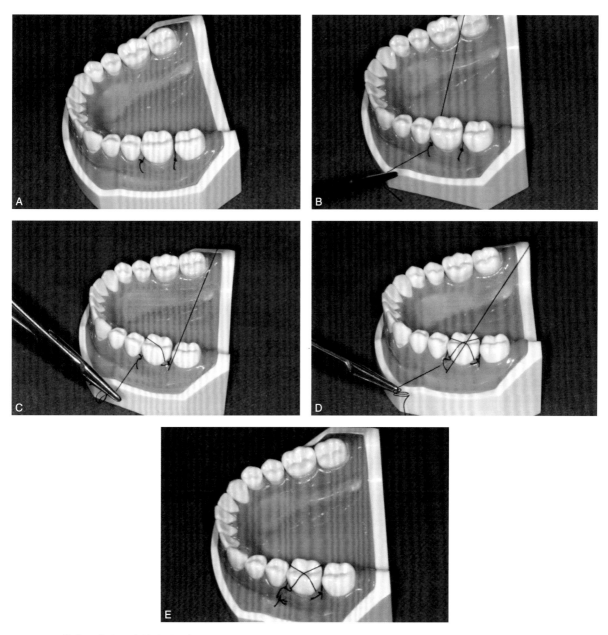

图 3-23　缝合固定步骤（单线法 1）

A. 供牙（左下颌第一磨牙）近远中间断缝合

B. 缝线从供牙近中颊侧穿至近中舌侧

C. 近中舌侧缝线横跨供牙殆面，从远中颊侧穿出

D. 远中颊侧缝线从远中舌侧穿出，再横跨供牙殆面，从近中颊侧穿出，打结

E. 缝合固定完成

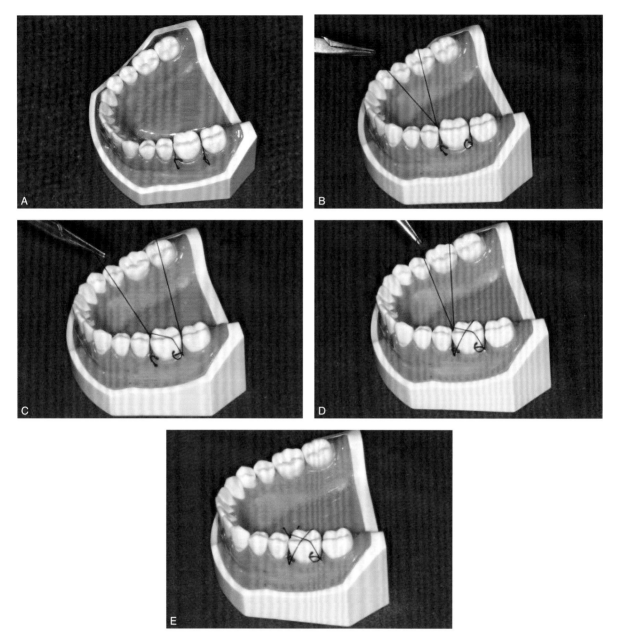

图 3-24　缝合固定步骤（单线法 2）

A. 供牙（左下颌第一磨牙）近远中间断缝合

B. 缝线从供牙近中颊侧穿至近中舌侧，于近中舌侧打结，不剪断线

C. 近中舌侧缝线横跨供牙𬌗面，从远中颊侧穿入，从远中舌侧穿出

D. 远中舌侧缝线横跨供牙𬌗面，从近中颊侧穿入，从近中舌侧穿出，打结

E. 缝合固定完成

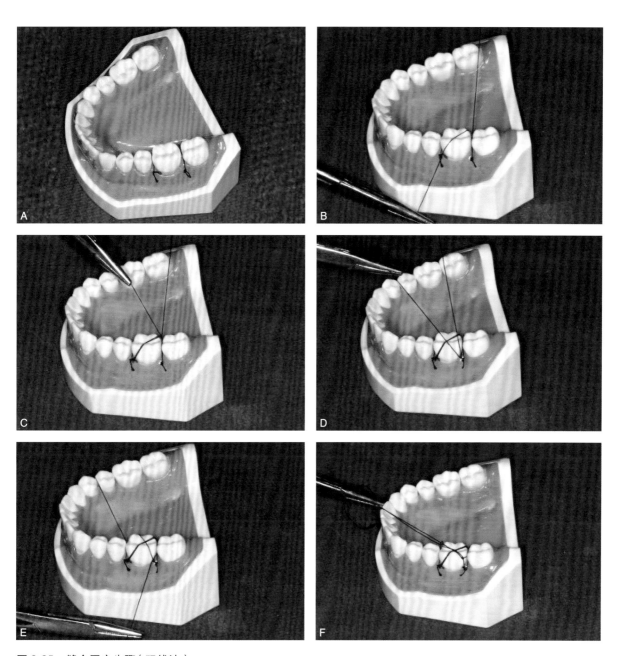

图 3-25 缝合固定步骤（双线法）

A. 供牙（左下颌第一磨牙）近远中间断缝合

B. 缝线从远中舌侧穿入牙龈乳头,横跨供牙𬌗面,从近中颊侧穿入

C. 近中颊侧缝线返回至远中舌侧打结,剪断缝线

D. 缝线从远中颊侧穿入牙龈乳头

E. 远中颊侧缝线横跨供牙𬌗面,从近中舌侧穿出

F. 与远中颊侧预留缝线打结,缝合固定完成

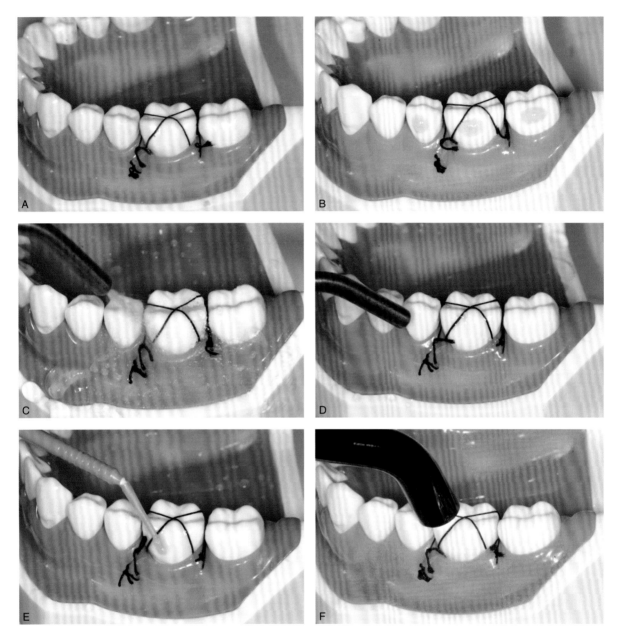

图 3-26 树脂粘接固定步骤

A. 清洁供牙（左下颌第一磨牙）牙面

B. 酸蚀供牙与近远中邻牙

C. 冲洗

D. 吹干

E. 涂抹粘接剂

F. 光固化

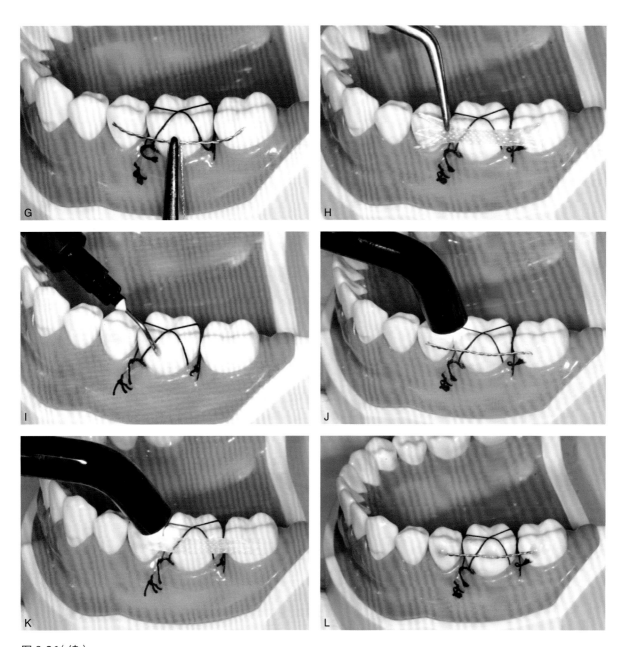

图 3-26（续）

G. 预弯麻花丝

H. 剪合适长度石英纤维夹板

I. 涂布树脂

J. 光固化,粘接麻花丝

K. 光固化,粘接石英纤维夹板

L. 麻花丝粘接固定后

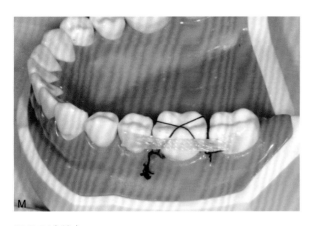

图 3-26（续）
M. 石英纤维夹板粘接固定后

2. **弹性不锈钢麻花丝树脂固定**　对于缝线缝合不能确保供牙稳定的病例，常规采用不锈钢麻花丝和树脂将移植牙与近中和/或远中 1~2 个邻牙颊面或舌面粘接进行弹性固定，如果单侧固定不牢靠，可以行颊舌双侧固定。该方法操作相对简便，材料价格相对经济，𬌗面不会出现新的咬合高点。缺点是：侧面可能出现新的咬合高点，不易清洁，而且不适感较明显。

3. **牙科固定材料和树脂固定**　采用固位纤维或石英纤维夹板替代麻花丝进行树脂粘结固定，不但可以减少制作和弯曲麻花丝的操作，而且可以与牙面达到紧密贴合，但是，由于纤维类材料有一定宽度，其与牙面的接触面积大，对于𬌗龈距离低者操作不方便，且容易造成侧面新的咬合高点。

4. **正畸片段弓树脂固定**　该方法是在移植牙及邻牙颊面用树脂粘接托槽，将正畸用圆丝弯制成与牙面牙弓弧度吻合的形态，最后放入托槽结扎固定；如前期正畸治疗的矫治器未拆除，则可取下弓丝调整后与移植牙一起结扎。该方法最适合正畸治疗中完成移植后使用，但是操作略显烦琐，而且需要注意托槽位置的摆放，以免对移植牙施加不合适的力量。

十、影像学评估

供牙植入并固定后再次进行影像学检查和评估，观察供牙牙根和受牙区的匹配情况、供牙与邻牙的邻接情况以及咬合曲线的协调情况。术中分别对患牙、供牙和必要的手术步骤进行照相。术后再次对前牙正中咬合、受牙区侧方咬合以及𬌗面进行照相。

第二节
术后医嘱及后续治疗

严格执行自体牙移植术后医嘱,遵循后续治疗的要求,可以有效减少治疗失败率,这需要医患双方共同努力。

一、术后医嘱

术后注意维护良好的口腔卫生,学会对术区轻柔刷牙。术后 3~5 天口服抗菌药物以预防感染;术后 4~6 周不要使用移植牙咀嚼食物。术后如有咬合疼痛,局部明显肿胀,皮肤发红伴温度升高则需要及时来医院就诊。

给患者提供一份简明的术后注意事项能大大减少患者的顾虑和疑问(附注意事项)。

二、拆线和拆除固定装置

如果有牙周塞治剂,术后 5~7 天将其去除并拆除缝线,此时移植牙有小范围的活动度,属正常现象。如果有咬合高点,需要再次调𬌗,或者行颊舌向减径来尽量避免对刃𬌗和反𬌗。

建议术后 2~4 周开始根管治疗,治疗后 3~4 周进行永久性充填。根据移植牙的愈合情况和稳定性于 1~2 个月后去除固定材料。去除固定材料前应完成根管治疗。自体移植牙的根管治疗请参考第七章。

对于树脂与牙齿颜色非常相近不易辨认,去除时容易出现磨不干净或者磨得过多损伤正常牙釉质的问题,可以使用有颜色的树脂进行粘接固定(图 3-27),这样拆除时只需要磨除有颜色的树脂,避免出现少磨或多磨,从而保护正常牙釉质。

三、复诊和后续治疗

拆除固定后如果没有明显症状,则可以逐渐使用并锻炼移植牙的功能。使用手术侧进食,开始为流食,逐渐过渡为软食和常规饮食。

拆除固定后,移植牙在新的位置仍会有自然动度。短期内仍需要经常检查咬合情况并调整新出现的咬合干扰,以便保证牙周膜的附着和骨组织修复的正常进行。在移植牙自然移动的过程中,整个牙弓也会进行功能性排列,大多数情况下都能形成正常的邻接关系。

牙移植术完成后的治疗程序建议为:根管治疗、正畸治疗和修复治疗,并建议术后每 3 个月进行临床和影像学检查。

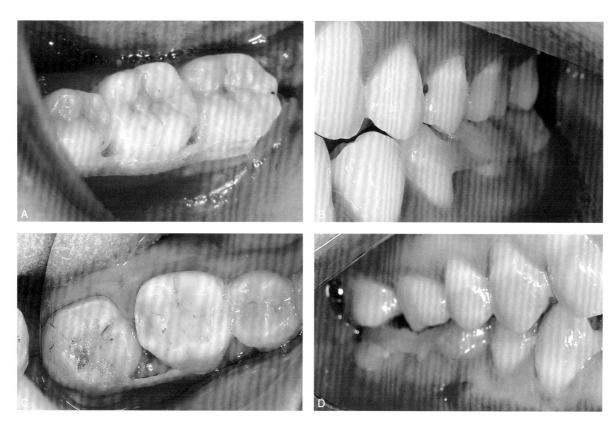

图 3-27　不同颜色树脂固定效果

A. 无色透明树脂固定供牙与邻牙颊侧的船面像

B. 无色透明树脂固定后的侧面咬合像

C. 有色树脂固定供牙与邻牙颊侧的船面像

D. 有色树脂固定后的侧面咬合像

第三节
牙槽内移植和意向再植手术

一、牙槽内移植手术

牙槽内移植和传统移植的手术步骤基本一致,以下对每一操作步骤的特别之处加以说明。

1. 切口　做折裂或龋坏牙齿的牙龈环形切口,去除切口内侧牙龈上皮同时尽量保留角化牙龈组织,以促进牙龈结缔组织和移植后牙周膜的愈合。对于健康邻牙,可以做龈沟内切口以减少邻牙的附着丧失。

2. 翻瓣　进行牙龈组织翻瓣,显露牙根周围 2mm 的牙槽骨骨面。

3. 拔出患牙　用微创牙挺挺松患牙,牙挺放置的角度与牙齿长轴呈 45°~70°。注意尽量减少对颈部牙周膜的损伤,即使该部分牙根可能将被置于牙槽嵴顶部上方。

4. 移植　对于折裂线位于近远中向的外伤牙或龋坏位于腭侧的患牙,应通过旋转方法将牙齿破损最严重的部分朝向唇颊侧,并使健康牙体组织高出牙槽嵴顶,这样不但可以将破损部位暴露于便于治疗的位置,而且可以将最大面积的健康牙根植入骨性牙槽窝内。

对于手术扶正的病例,需要在拔牙后对牙槽窝的近中位置进行预备以满足垂直方向移植牙齿的需要。植入时要保证牙槽嵴上方有适合的牙体组织形态。

5. 缝合和固定　对于拔牙窝(即受牙区)形态和牙根形态非常接近的病例,组织瓣缝合和牙齿固定较为简便,并且愈合速度也较传统移植更快。此时,仅仅通过缝线横跨牙齿切端或在咬合面系结就可以满足固定需要。对于牙槽窝位置发生变化较大的病例,应考虑使用麻花丝、固位纤维、石英纤维夹板等和树脂与邻牙固定。

6. 保护　Mitushiro 博士建议使用铝箔片覆盖在牙周敷料上来预防感染和保存血凝块以保护术区促进愈合。但是我们临床实践表明:如果受牙区的软组织能够良好封闭,也不必使用铝箔片保护。

7. 术后治疗　建议在移植手术 2~4 周后开始根管治疗,2~3 个月后开始修复治疗。首先使用暂时性修复体观察 1~2 个月,无明显症状后再换成永久修复体。

二、意向再植手术

意向再植手术的要点是牙齿完整拔除并尽量保持牙周膜存活。手术过程中生理盐水冲淋患牙,保持牙周膜全程处于湿润状态,防止牙周膜坏死后发生外吸收。其主要步骤如下(图 3-28)。

1. 微创拔出患牙

2. 术中评估　手术医师左手使用生理盐水浸润纱布紧握牙冠部,迅速在显微镜下探查患牙,必要时可用亚甲蓝染色,当发现牙根折断、根裂、严重龋坏、大面积旁穿等情况无法修复时,终止手术。

3. 体外显微根尖外科手术　在显微镜下使用高速手机和锥形金刚砂车针切除根尖 3mm,染色探查明确根管治疗术失败原因,再采用 700 号裂钻进行根管逆行预备,深度 3mm,清理后使用生物陶瓷材料逆行充填。注意:牙齿的口外操作时间应控制在 15 分钟以内。

4. 再植和固定 无须处理牙槽窝即可将牙齿准确复位于牙槽窝,多数再植后稳定且不需要固定。若复位后牙齿松动度较大,可以采用缝线或者牙科固定材料进行弹性固定。注意牙齿应该完全就位而无咬合早接触。

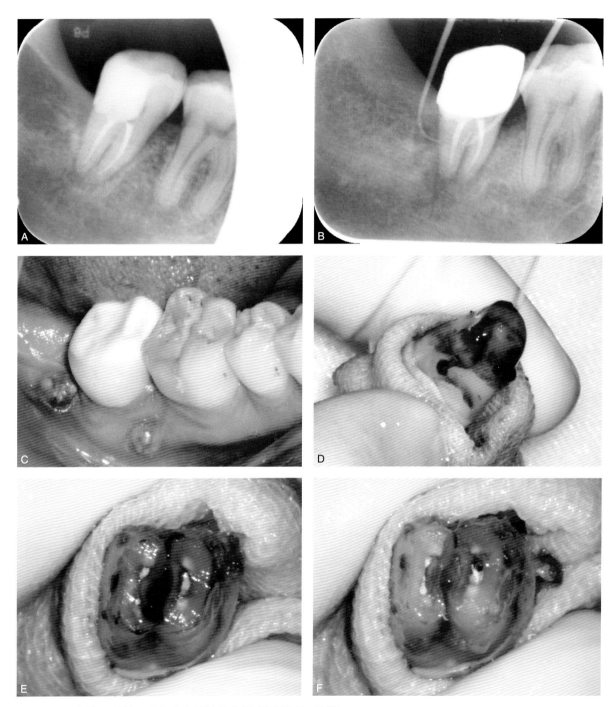

图 3-28 一例右下颌第二磨牙意向再植的病例,男性患者,47 岁

A. 术前根尖片示右下颌第二磨牙远中大面积补料,根管充填良好但有根尖阴影

B. 窦道示踪根尖片示感染来源于牙根

C. 术前检查右下颌第二磨牙近中和远中颊侧各有一个窦道口

D. 患牙拔除后评估,未见根裂等

E. 根尖切除,染色,探查,示近中根有峡部未充填,远中根根管充填有微渗漏

F. 采用 700 号裂钻完成根管逆行预备

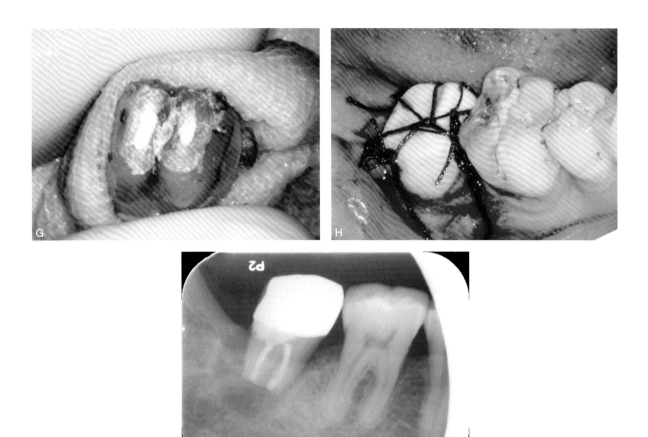

图 3-28（续）

G. 根管逆行充填 MTA 材料，充填良好

H. 再植后采用缝线弹性固定

I. 术后即刻根尖片，示牙齿再植位置良好

第四节
典型病例

以下通过 6 个典型病例再现完整的治疗过程。

典型病例 1（图 3-29）

基本信息：女性患者，34 岁。

主诉：要求拔除右下颌患牙。

检查：右下颌第一磨牙大面积充填物、牙冠折裂，无法保留。右上颌第三磨牙牙冠形态良好，未见龋坏等牙体组织病变。根尖片示右下颌第一磨牙牙冠缺损，根分叉阴影，牙槽骨吸收，右上颌第三磨牙牙根发育完全，呈锥形，未见明显根尖周病变，且冠根比协调，适合作为供牙。

诊断：右下颌第一磨牙深龋、冠折，右上颌第三磨牙垂直阻生。

治疗计划：拔出右上颌第三磨牙自体移植替代右下颌第一磨牙。

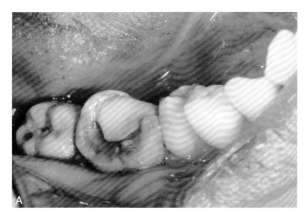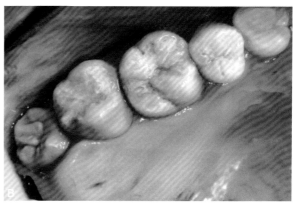

图 3-29　一例手术移植右上颌第三磨牙替代无法保留的右下颌第一磨牙的病例，女性患者，34 岁

A. 右下颌第一磨牙大面积充填物、牙冠折裂

B. 右上颌第三磨牙牙冠形态良好

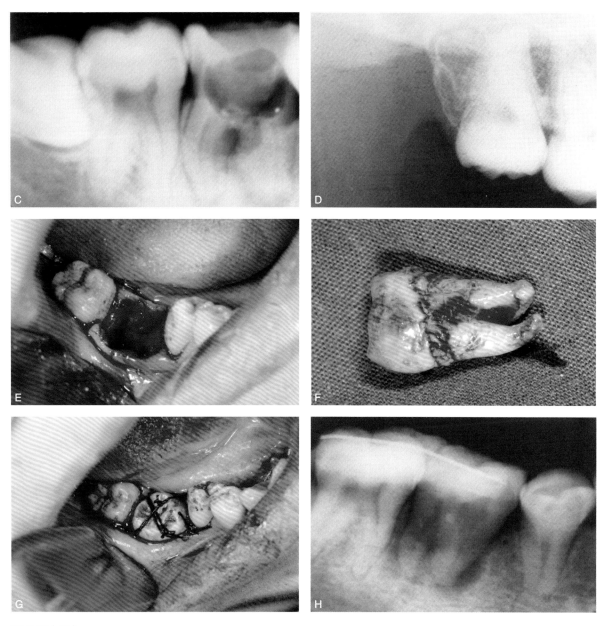

图 3-29（续）

C. 根尖片示右下颌第一磨牙牙冠大面积龋坏，根分叉阴影，牙槽骨吸收

D. 根尖片示右上颌第三磨牙牙根发育完全，适合作为供牙

E. 拔除右下颌第一磨牙后可见较深的牙槽窝

F. 拔出的右上颌第三磨牙

G. 将右上颌第三磨牙植入右下颌第一磨牙牙槽窝后缝合软组织黏膜，固定供牙

H. 术后当日根尖片示供牙移植到位，与受牙区牙槽窝匹配良好

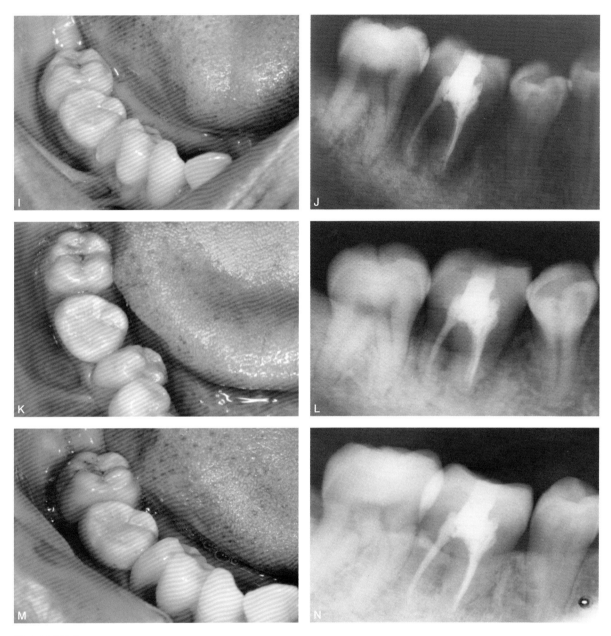

图 3-29（续）

I. 术后 3 个月，移植牙愈合良好

J. 术后 3 个月，根尖片示移植牙完成根管治疗

K. 术后 6 个月，移植牙及周围软组织愈合良好

L. 术后 6 个月，根尖片示移植牙根周阴影消失

M. 术后 2 年半，移植牙及周围软组织愈合良好

N. 术后 2 年半，根尖片示移植牙根周牙槽骨密度增加，高度增高

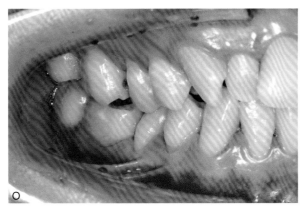
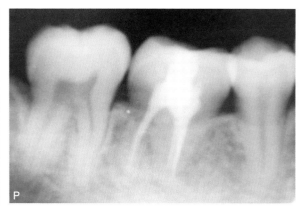

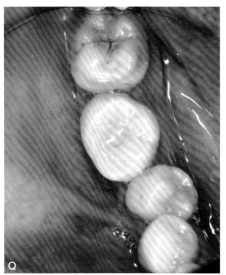

图 3-29（续）

O. 术后 5 年,移植牙与对殆牙咬合关系良好

P. 术后 5 年,根尖片可见移植牙根周牙槽骨密度增加,高度增高

Q. 术后 5 年,移植牙及周围软组织愈合好

典型病例 2（图 3-30）

基本信息:女性患者,22 岁。

主诉:要求拔除左下颌患牙。

检查:左下颌第一磨牙冠修复后根分叉和根尖阴影,牙槽骨吸收,无法治疗。左下颌第三磨牙垂直阻生,牙冠形态良好,未见龋坏等牙体组织病变,牙根发育完全,未见明显根尖周病变,且冠根比协调,适合作为供牙。

诊断:左下颌第一磨牙根尖周炎,左下颌第三磨牙垂直阻生。

治疗计划:拔出左下颌第三磨牙自体移植替代左下颌第一磨牙。

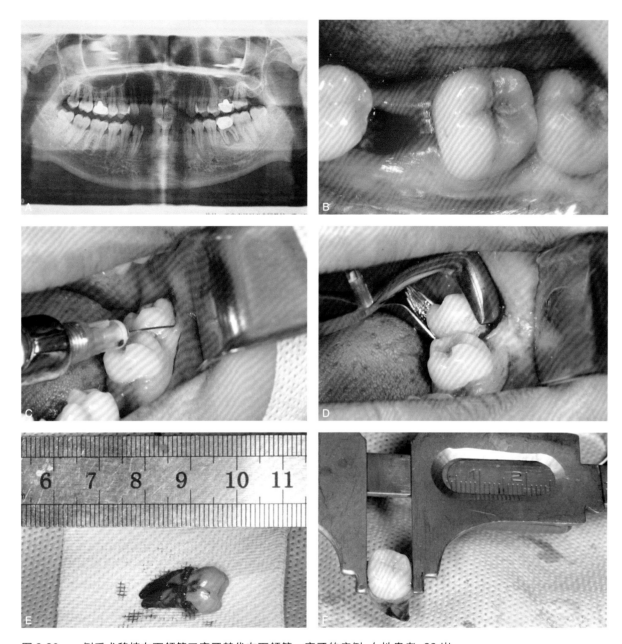

图 3-30　一例手术移植左下颌第三磨牙替代左下颌第一磨牙的病例,女性患者,22 岁

A. 术前全景片显示左下颌第一磨牙有冠修复体,根分叉及根尖处牙槽骨有明显阴影。左下颌第三磨牙冠根形态良好,冠根比适合

B. 左下颌第一磨牙拔除后 3 周,牙龈愈合良好,间隙充足

C. 行局部浸润麻醉

D. 使用牙钳拔出供牙左下颌第三磨牙

E. 直尺测量供牙牙根长度

F. 游标卡尺测量供牙牙冠

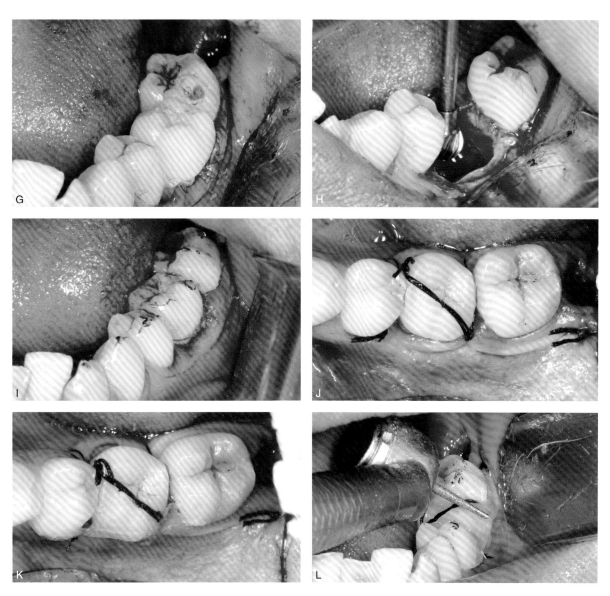

图 3-30（续）

G. 试植供牙，发现未能完全植入牙槽窝内

H. 用慢速手机和球钻预备牙槽窝

I. 将供牙完全植入牙槽窝内

J. 修整并缝合牙龈软组织

K. 在颊侧用石英纤维夹板和树脂将供牙与邻牙粘接固定

L. 用金刚砂调磨咬合高点

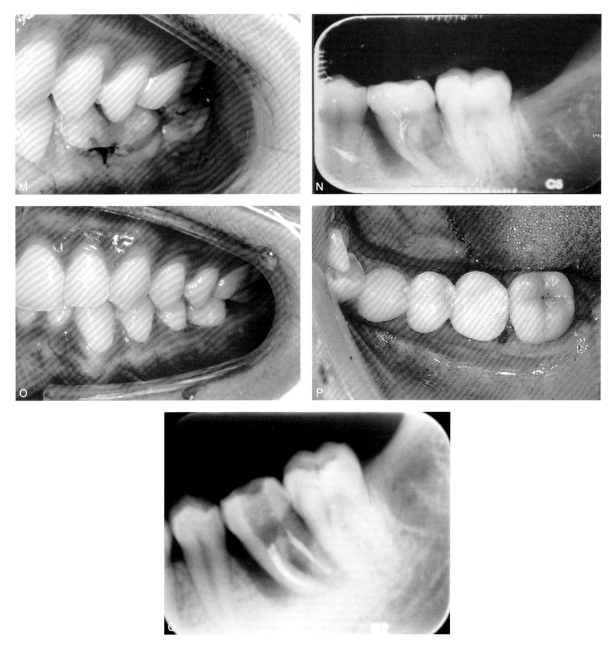

图 3-30（续）

M. 术后即刻侧面咬合像显示咬合关系良好

N. 术后根尖片显示移植牙完全植入牙槽窝内,但近中与牙槽窝骨壁间距稍大

O. 术后 6 周侧面咬合像显示咬合关系良好

P. 术后 6 周移植牙与周围软组织愈合良好

Q. 术后 6 周根尖片示根管充填到位

典型病例 3（图 3-31）

基本信息：女性患者，29 岁。

主诉：要求拔除左上颌滞留乳牙。

检查：右下颌第三磨牙垂直位，牙冠形态良好，未见龋坏等牙体组织病变，左上颌第二前磨牙先天缺失，右下颌第三磨牙牙根发育完全，呈锥形，未见明显根尖周病变，且冠根比协调，适合作为供牙，根尖片示左上颌第二乳磨牙牙根吸收，近中龋坏无法修补。

诊断：左上颌第二乳磨牙滞留、龋坏，左上颌第二前磨牙缺失。

治疗计划：拔出右下颌第三磨牙自体移植替代左上颌第二乳磨牙。

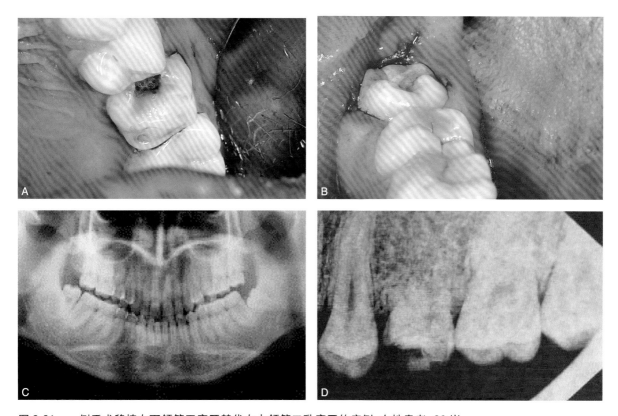

图 3-31 一例手术移植右下颌第三磨牙替代左上颌第二乳磨牙的病例，女性患者，29 岁

A. 左上颌第二乳磨牙乳牙滞留，近中龋坏

B. 右下颌第三磨牙牙冠形态良好

C. 全景片示左上颌第二前磨牙先天缺失，右下颌第三磨牙牙根发育完全，呈锥形，适合作为供牙

D. 根尖片示左上颌第二乳磨牙牙根吸收，近中龋坏无法修补

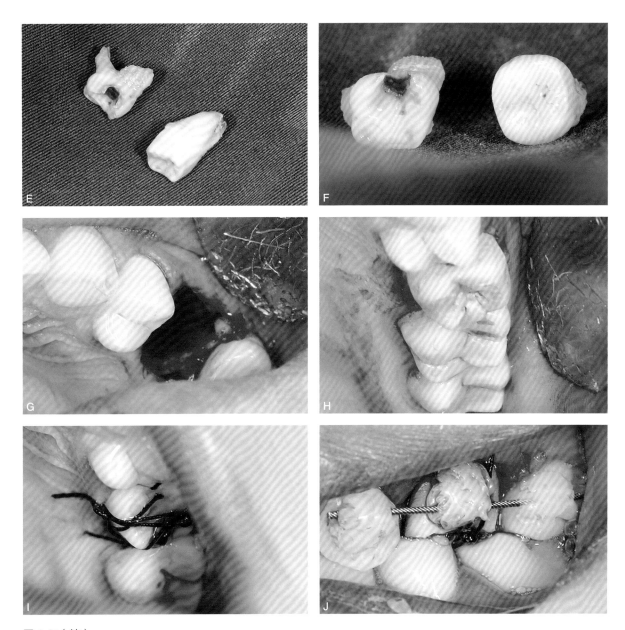

图 3-31（续）

E. 拔除左上颌第二乳磨牙及右下颌第三磨牙

F. 调磨右下颌第三磨牙牙冠与左上颌第二乳磨牙大小接近

G. 预备左上颌受牙区牙槽窝

H. 将右下颌第三磨牙植入受牙区牙槽窝内

I. 缝合牙龈

J. 用金属麻花丝和树脂固定移植牙

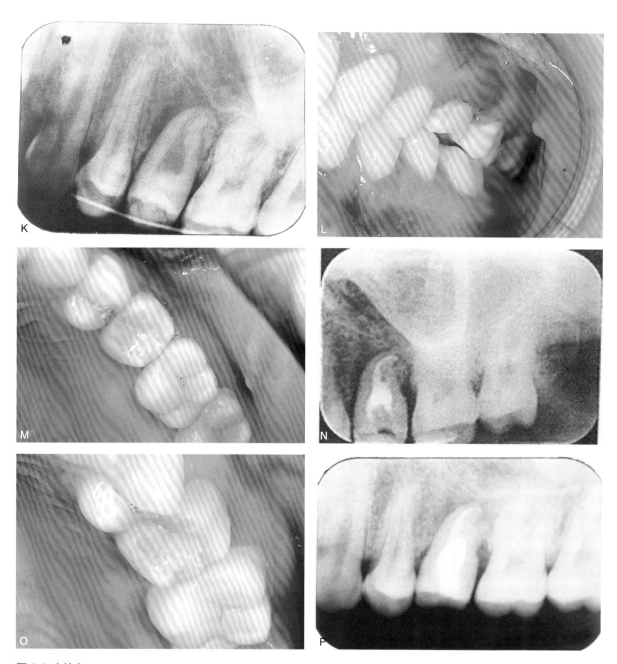

图 3-31（续）

K. 术后即刻根尖片示供牙移植到位,与受牙区牙槽窝匹配良好

L. 术后 6 周,拆除固定

M. 术后 6 周,移植牙及周围软组织愈合良好

N. 术后 6 周,根尖片示移植牙完成根管治疗

O. 术后 4 个月,移植牙及周围软组织愈合良好

P. 术后 4 个月,根尖片示移植牙与周围骨组织愈合良好

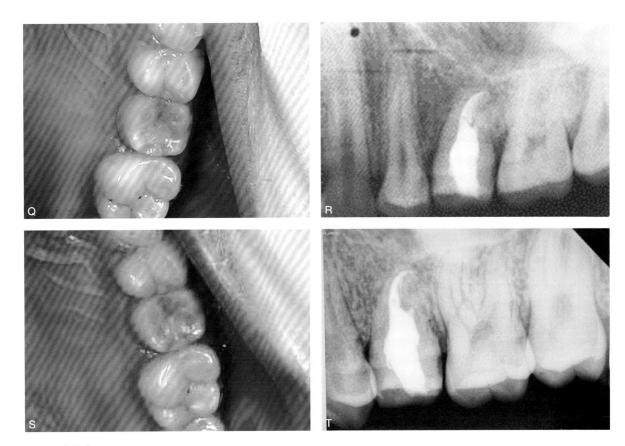

图 3-31（续）

Q. 术后 8 个月，移植牙及周围软组织愈合良好

R. 术后 8 个月，根尖片示移植牙与周围骨组织愈合良好

S. 术后 1 年，移植牙及周围软组织愈合良好

T. 术后 1 年，根尖片示移植牙与周围骨组织愈合良好

典型病例 4（图 3-32）

基本信息：男性患者，58 岁。

主诉：要求拔除左下颌患牙。

检查：左下颌第一磨牙残冠无法保留，第二磨牙缺失，左上颌第三磨牙垂直位，牙冠形态良好，未见龋坏等牙体组织病变，根尖片示左下颌第一磨牙冠根大面积阴影，牙槽骨吸收，左上颌第三磨牙牙根发育完全，呈锥形，未见明显根尖周病变，且冠根比协调，适合作为供牙。

诊断：左下颌第一磨牙残冠，左下颌第二磨牙缺失，左上颌第三磨牙垂直阻生。

治疗计划：拔除左下颌第一磨牙，拔出左上颌第三磨牙自体移植替代左下颌第二磨牙，后期固定桥修复左下颌第一磨牙。

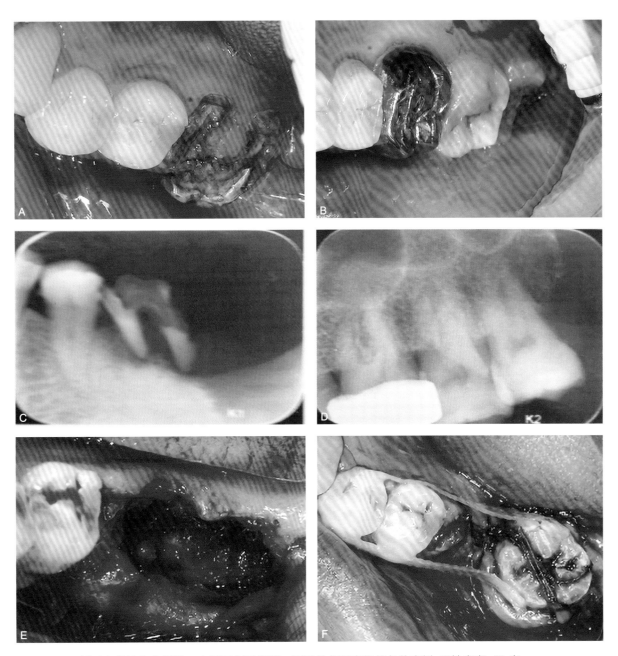

图 3-32 一例手术移植左上颌第三磨牙至左下颌第二磨牙并行固定桥修复的病例,男性患者,58 岁

A. 左下颌第一磨牙残冠,第二磨牙缺失

B. 左上颌第三磨牙垂直位,牙冠形态良好,未见龋坏等牙体组织病变

C. 根尖片示左下颌第一磨牙冠根大面积阴影,牙槽骨吸收

D. 根尖片示左上颌第三磨牙牙根发育完全,呈锥形,未见明显根尖周病变,且冠根比协调

E. 拔除左下颌第一磨牙后的牙槽窝及手术制备的左下颌第二磨牙牙槽窝

F. 移植左上颌第三磨牙至左下颌第二磨牙缺牙区,缝合后石英纤维夹板和树脂颊舌双侧固定

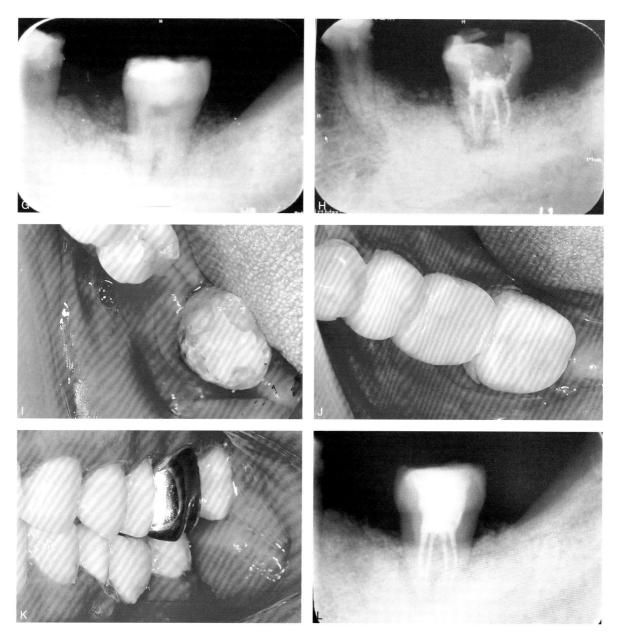

图 3-32（续）

G. 术后即刻根尖片示供牙移植到位,与受牙区牙槽窝匹配良好

H. 术后 6 周根尖片示移植牙根管治疗中

I. 术后 10 周,移植牙及周围软组织愈合良好

J. 术后 9 个月已行临时桥修复

K. 术后 9 个月,侧面咬合关系良好

L. 术后 9 个月根尖片示移植牙与周围骨组织愈合良好

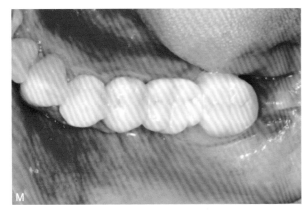

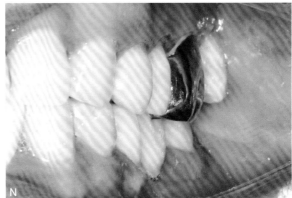

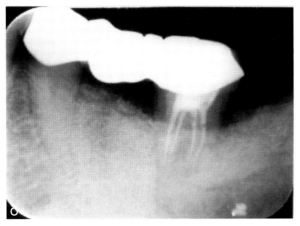

图 3-32（续）

M. 术后 1 年已行固定桥修复

N. 术后 1 年，侧面咬合关系良好

O. 术后 1 年根尖片示移植牙与周围骨组织愈合良好

典型病例 5（图 3-33）

基本信息：男性患者，23 岁。

主诉：要求手术牵出右上颌中切牙。

检查：右上颌中切牙未萌，全景片示右上颌中切牙埋伏阻生，冠根形态良好，冠根比适合，经正畸治疗开辟间隙后牵引，但未能牵出。适合手术牵出再植。

诊断：右上颌中切牙埋伏阻生。

治疗计划：右上颌中切牙牙槽窝内移植。

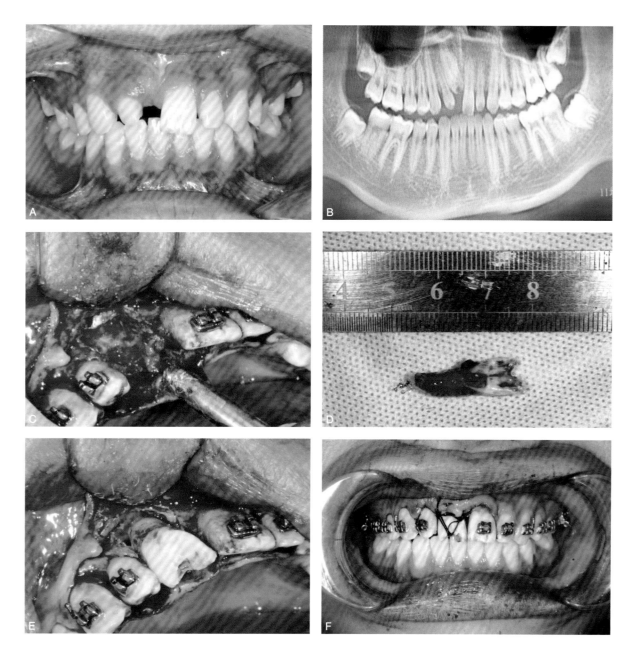

图 3-33　一例手术牵出阻生的右上颌中切牙的病例,男性患者,23 岁

A. 右上颌中切牙缺失,缺牙间隙小

B. 全景片示右上颌中切牙埋伏阻生,无法萌出

C. 切开翻瓣,暴露右上颌中切牙牙冠

D. 拔出的右上颌中切牙,牙冠切端有损伤

E. 预备受牙区,将其植入右上颌中切牙正常位置

F. 缝合软组织黏膜,固定供牙

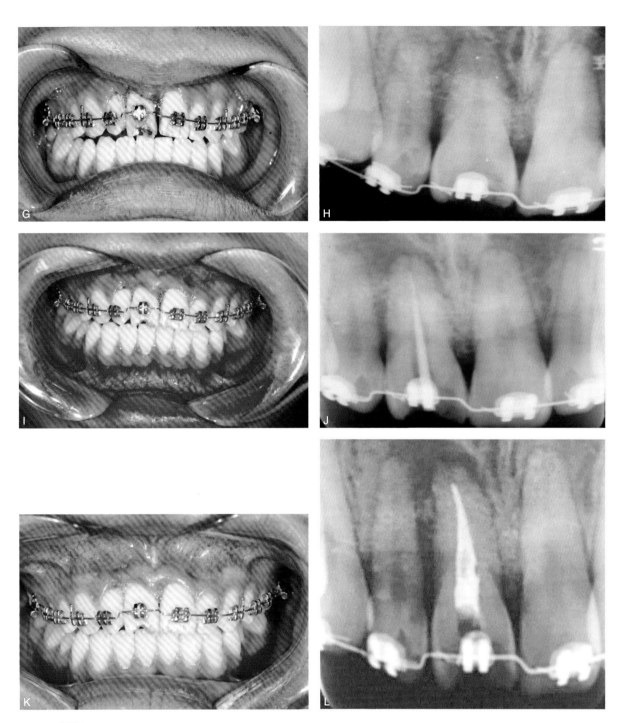

图 3-33（续）

G. 术后 1 周拆除缝线

H. 术后 1 周根尖片示供牙移植到位，与受牙区牙槽窝匹配良好

I. 术后 3 周，移植牙及周围软组织愈合良好

J. 术后 3 周根尖片示移植牙根管治疗中

K. 术后 6 周，移植牙及周围软组织愈合良好

L. 术后 6 周根尖片示移植牙完成根管治疗

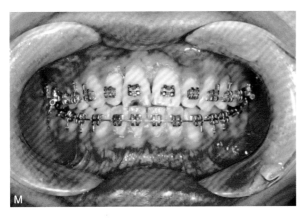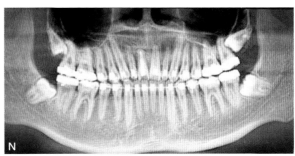

图 3-33（续）

M. 术后 1 年,移植牙及周围软组织愈合良好

N. 术后 1 年全景片示移植牙与周围骨组织愈合良好

典型病例 6（图 3-34）

基本信息:男性患者,23 岁。

主诉:要求拔除受伤的右上颌患牙。

检查:右上颌侧切牙冠根折,折裂断端位于龈下,根尖片示右上颌侧切牙根长度尚可,根尖向远中弯曲且无明显炎症。适合手术牵出再植。

诊断:右上颌侧切牙冠根折。

治疗计划:右上颌侧切牙牙槽内移植。

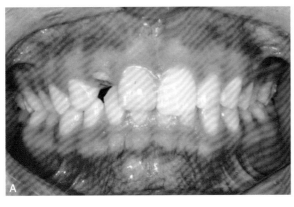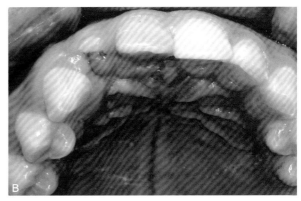

图 3-34 一例手术牵出外伤冠根折的右上颌侧切牙的病例,男性患者,23 岁

A. 右上颌侧切牙因外伤导致冠根折

B. 右上颌侧切牙折裂断端位于龈下

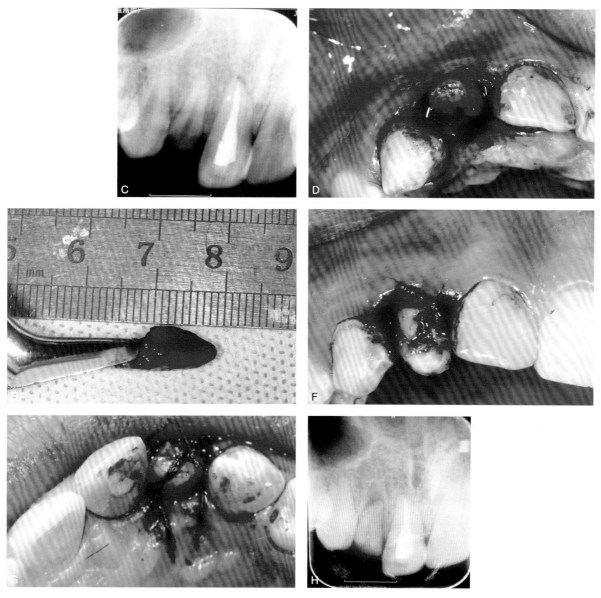

图 3-34（续）

C. 根尖片显示右上颌侧切牙根长度尚可，根尖向远中弯曲且无明显炎症

D. 挺松右上颌侧切牙

E. 拔出的右上颌侧切牙

F. 将右上颌侧切牙旋转 180° 后再植入受牙区，并使折裂线位于牙槽骨嵴平面之上

G. 缝合软组织固定供牙

H. 术后即刻根尖片显示牙根向冠方移位，根尖改为向近中弯曲

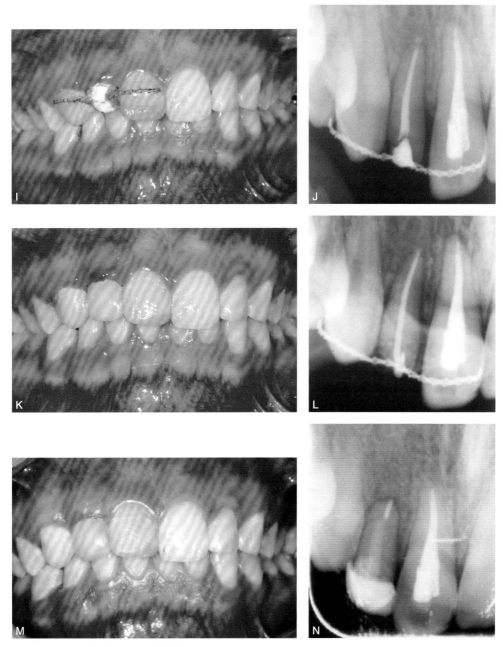

图 3-34（续）

I. 术后 6 周,拆除固定前,牙齿及周围软组织愈合良好

J. 术后 6 周根尖片示根管治疗中

K. 术后 8 周,临时冠修复

L. 术后 8 周,临时冠修复前,根尖片示根管治疗完成,根尖牙槽骨密度明显增加

M 术后 6 个月,金属烤瓷冠修复

N. 术后 6 个月根尖片示右上颌侧切牙与周围骨组织愈合良好

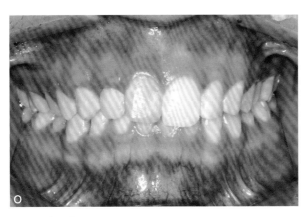
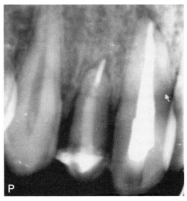

图 3-34（续）

O. 术后 1 年,右上颌侧切牙与周围软组织愈合好

P. 术后 1 年根尖片示虽然右上颌侧切牙根尖有吸收,但与周围骨组织愈合良好

附：自体牙移植手术后注意事项

1. 严格执行拔牙术后和移植术后注意事项,注意维护良好的口腔卫生,学会对术区轻柔刷牙。

2. 术后 3~5 天口服抗菌药物预防感染。

3. 术后如有明显出血、咬合疼痛、局部肿胀或其他不适,应及时与医师联系并来医院复诊。

4. 如果植入人工骨填充材料和 / 或屏障膜,术后常有较明显的肿胀。如果同时出现皮肤发红伴局部温度升高,甚至发热时应尽快来医院就诊。

5. 术后 1 周拆线,术后 2~4 周根据需要复诊进行根管治疗,治疗后 3~4 周完成第二次根管治疗后才能根据情况拆除固定装置。

6. 术后未做根管治疗的需要按照要求的时间定期进行临床和影像学检查,以及时发现可能出现的牙根吸收等情况。

7. 拆除固定装置前暂时不要使用移植牙,以减少或避免对牙齿稳固性的影响,以及防止固定装置的松脱。

8. 拆除固定后需要逐渐锻炼移植牙的功能。使用移植牙进食开始为流食,逐渐过渡为软食和常规饮食。

9. 术后如需正畸、修复治疗,需根据医师建议在术后 1~3 个月开始进行。

10. 术后定期复查,如有不适症状随诊。

第四章
自体牙移植的并发症和评价

  自体牙移植并发症根据发生时间分为术中并发症和术后并发症,掌握并发症发生的原因和防治措施可以有效降低自体牙移植的失败率。本章第一节以传统移植为例,针对各种并发症的原因、处理方法和预防措施分别进行阐述。其他可能出现的与拔牙相关的并发症,建议参考《标准拔牙手术图谱》(第二版)。

  本章第二节对自体牙移植的成功标准和术后评价做了简要说明和总结。

第一节
自体牙移植术中并发症的原因及防治

自体牙移植的术中并发症包括供牙牙根折断、供牙牙周膜损伤、供牙牙冠损伤、软组织损伤、出血、口腔与上颌窦交通。

一、供牙牙根折断

1. 原因

（1）术前影像学评估不充分。

（2）供牙牙根存在解剖学变异，如牙根细小、弯曲等。

（3）拔出供牙前未行充分的阻力分析、术中未有效去除阻力。

（4）操作方法不规范或暴力操作。

2. 处理方法　综合分析患者的全身状况如年龄等、牙根折断的范围大小、创伤大小以及根尖周情况和可能的并发症等多个因素，来确定供牙的取舍。

（1）若患者年龄在 25 岁以下，且牙根细小、折断范围为 2mm 以内，则将其视为牙根发育不全，移植后定期观察。因为当未完全发育的牙齿处于 Moorrees4 或 5 期时，还有发育成健康活髓牙的可能。

（2）若年龄超过 25 岁，和 / 或牙根折断范围稍大，但能维持良好的冠根比例，则建议在术中同期行体外根管逆行充填术。

（3）若牙根折断位置较高、不能维持良好的冠根比例，或受条件、技术和材料限制，建议取出断根后选择其他方式修复缺牙。

3. 预防措施

（1）术前选择三维 CT 来充分评估供牙牙根的形态、数目、长短及周围骨质情况。

（2）掌握各类牙齿及其周围骨质的解剖特点。

（3）掌握规范化微创拔牙方法，切忌暴力操作。

（4）准确分析阻力来源并予以解除。

二、供牙牙周膜损伤

1. 原因

（1）供牙为多根牙、根分叉大，拔牙难度大，且未使用微创拔牙的方法。

（2）因受牙区牙槽窝与供牙不匹配，术中反复试植供牙，以及夹取供牙方法不当，会导致牙根表面的牙周膜损伤。

（3）离体时间长，保湿不充分或保湿方法不当。

2. 处理原则

（1）若牙周膜损伤范围小（小于 $2 \times 2mm$ ），可以由邻近的牙周膜细胞修复替代，故不予特殊处理,对可能出现的牙根浅表性吸收进行定期观察。

（2）若牙周膜损伤范围较大,可试行移植,定期观察牙根愈合或替代性吸收的发展情况。一旦发生替代性吸收,成人的移植牙还可以在长时间内正常行使功能,而青少年儿童则会很快出现移植牙松动,若无法保留,应该尽早拔除(研究表明:成人替代性吸收的速度约为每年2%;青少年儿童的替代性吸收速度很快,约每年50%)。

3. 预防措施

（1）正确评估拔牙难度,采用微创拔牙方法。如果选用有明显骨阻力的阻生牙作为供牙,应使用外科专用切割手机和切割钻或超声骨刀小心去除供牙牙冠最大径以上覆盖的牙槽骨,尽可能减少牙周膜损伤。拔出供牙后立即放入生理盐水中保存。

（2）离体操作时注意保护牙根表面的牙周膜。试植时使用吸引器吸取供牙牙冠放入受牙区牙槽窝内,试植后用牙钳夹持供牙牙冠放回生理盐水中,体外治疗时用生理盐水湿纱布包裹牙根或牙冠等方法都可以减少对牙周膜的损伤。

制备供牙三维打印模型。利用CT数据,采用相应三维打印技术制备供牙和牙槽骨模型,在术前模拟手术过程,在受牙区预备时代替供牙作试植比对之用,从而减少实际供牙试植次数、离体时间,缩短受牙区预备时间,以此减少供牙牙周膜干燥变性及损伤的概率。

三、供牙牙冠损伤

1. 原因

（1）牙钳、牙挺、外科专用切割手机和切割钻选择和使用不合适。

（2）去骨暴露埋伏阻生的供牙牙冠时视野不清损伤牙冠。

（3）牙冠原有龋坏进一步破损。

2. 处理原则　根据供牙牙冠损伤的大小、范围、有无伤及牙髓来决定处理方法。

（1）若牙冠损伤较小,适当调磨修整即可。

（2）若牙冠损伤较大但未伤及牙髓,可在体外进行树脂充填,修复牙冠;若伤及牙髓,则于移植前体外去髓并进行根管充填,术后进一步修复牙冠。

（3）若牙冠损伤太大,则选择其他牙齿作为供牙,或者选择其他方式修复缺牙。

3. 预防措施

（1）根据供牙不同的位置和形态选择合适的牙钳或牙挺。

（2）掌握微创拔牙技巧,做好充分保护。

使用牙挺时,挑选挺刀宽窄及弧度与牙根相适应的牙挺,并寻求合适的切入点和支点;使用牙钳时,环抱夹紧供牙,防止牙钳滑动损伤牙冠。

（3）去骨前准确估计去骨量,去骨时采用少量分次去骨的方法,充分暴露牙冠最大径。

四、软组织损伤

1. 原因

（1）分离牙龈不彻底。

（2）翻瓣设计不当。

（3）暴力操作,保护不佳。

（4）外科专用切割手机和切割钻造成的切割伤。

2. 处理原则

（1）较小的切割伤和撕裂伤可待其自行愈合，无须特殊处理。

（2）较浅的磨切或挫裂伤可以用金霉素药膜贴覆。

（3）牙挺等尖锐器械所致的穿刺伤，可不缝合，压迫止血即可，必要时给予抗菌药物预防感染。

（4）已撕裂的牙龈等软组织应对位缝合止血。

3. 预防措施

（1）彻底分离牙龈。

（2）合理进行翻瓣设计和实施。

（3）杜绝暴力，加强保护。

（4）使用外科专用切割手机和切割钻时一定要保持可靠支点和稳妥有效的防护。

五、出血

1. 原因

（1）软组织撕裂和牙槽骨折裂等。

（2）牙槽窝预备过大过深，导致骨壁出血。

（3）血管损伤。

2. 处理原则

（1）仔细复位撕裂的软组织和折裂的牙槽骨，并缝合固定，较小的折裂骨片可以直接去除。

（2）如果是牙槽窝预备中滋养血管出血，可用带骨蜡的棉球压迫出血点，咬紧棉条后观察，待止血后刮除骨蜡再行移植，同时尽快完成牙槽窝预备。将供牙移植入牙槽窝后常常能有效止血。

（3）如果是损伤血管造成的难以止住的出血，则需要加压填塞碘仿纱条，"8"字或褥式缝合黏膜瓣，彻底止血后择期移植，或建议选择其他方式修复缺牙。

3. 预防措施

（1）术前做好风险评估，完善应急措施及器材。

（2）术中规范操作，强调微创理念，保护好软硬组织，避免损伤血管。

六、口腔与上颌窦交通

1. 原因

（1）解剖学因素，上颌磨牙牙根与上颌窦下壁距离近，甚至牙根与下壁之间骨质缺如，仅以黏膜相隔。

（2）术前评估不足或病例选择不当。

（3）预备受牙区牙槽窝时，因视野不清、方向偏离或去骨量过多，以及器械使用不当造成窦底穿通。

（4）上颌磨牙取断根时操作不当，使牙根移位进入上颌窦造成窦底穿通。

（5）因上颌磨牙根尖病变致窦底骨质缺如，搔刮病变时穿破窦底黏膜造成窦底穿通。

2. 处理原则　　如上颌窦存在慢性炎症且分泌物较多时，应参照口腔上颌窦瘘的处理方法处置；如上颌窦健康，可根据穿孔直径大小进行如下处理：

（1）穿孔口小，直径在 2mm 以内，可以不做特殊处理，同期行自体牙移植，利用供牙的根尖来封闭穿孔；

（2）穿孔口中等，直径 2~6mm，建议在牙槽窝内置入明胶海绵等可降解吸收生物材料充填物，填塞封闭穿通口，稳定牙槽窝血凝块，再缝合颊腭侧牙龈缩小牙槽窝创口，同时填塞碘仿纱条，以彻底封闭创口，待其自然愈合。建议择期行侧壁开窗上颌窦底提升后再行自体牙移植术，或选择其他方式修复缺牙。

（3）穿孔口大，直径大于 6mm，建议同期修补穿孔口，择期选择其他方式修复缺牙。

3. 预防措施

（1）熟悉颌面部组织与牙体解剖。

（2）术前拍摄 CBCT，明确上颌磨牙牙根与上颌窦底壁的关系，进行受牙区牙槽窝周围骨量分析，对于骨高度明显不足者，同期做经牙槽突上颌窦底提升或术前进行侧壁开窗上颌窦底提升，或者选择其他方式修复缺牙。

（3）在预备牙槽窝、搔刮根尖或取断根时，应在良好的光照、吸引、牵拉和直视下进行，采用微创技术，切忌盲目或暴力操作。

（4）对有根尖病变的牙齿，拔完牙后切忌盲目搔刮牙槽窝。

此外，与拔牙相关的其他术中并发症，如：骨组织损伤、邻牙、对𬌗牙损伤、牙或牙根移位、神经损伤、颞下颌关节脱位或损伤以及牙及异物进入呼吸道或消化道等的原因、处理方法和预防措施，可以参考《牙及牙槽外科学》。

第二节
自体牙移植术后并发症的原因及防治

自体牙移植的术后可能发生的并发症包括固定装置松脱、咬合痛、感染、窦道、移植牙松动、活髓牙的牙髓坏死、牙根吸收和附着丧失。

一、固定装置松脱

1. 原因

（1）在对移植牙酸蚀、粘接、固定时，操作不规范，未严格隔湿，粘接面被血液、唾液污染，导致树脂粘接力下降，引起固定物松脱。

（2）粘接固定的基牙过少或基牙松动，特别是游离端移植牙的固定会出现受力不均匀，从而导致固定物松脱。

（3）移植牙存在咬合高点或对𬌗牙牙尖与固定物有早接触，移植牙和固定物反复受压致固定物松脱。

（4）不遵守医嘱，过早使用移植牙咀嚼或进食过硬过黏的食物。

2. 处理原则　拆除松动的固定物，重新固定并适当增加固定基牙数目或行颊舌双侧固定。

3. 预防措施

（1）规范操作，严格隔湿，避免污染，如果术后即刻渗出较多，建议局部压迫止血，观察 1~2 小时后再行粘接固定。

（2）如果邻牙有固定修复体不易粘接时，可以跨过该牙选择其他牙齿固定或行颊舌双侧固定。

（3）根据𬌗龈距离和移植牙临床牙冠的高度选择固定材料和其放置的相对位置，必要时可选择双侧固定。

（4）严格遵守医嘱，避免过早使用移植牙。

二、咬合痛

1. 原因

（1）手术创伤造成的生理性反应。

（2）供牙移植后存在咬合高点，因术中处于局麻状态，患者不能准确感受到咬合高点，导致调𬌗不到位。

（3）对𬌗牙伸长、有创伤𬌗。

（4）患者过早用移植牙咀嚼食物、术后护理不当。

2. 处理原则

（1）反复仔细检查咬合，去除咬合高点，必要时调磨对𬌗牙。

（2）根据情况合理使用抗菌药物和止痛药物，控制局部炎症、减轻疼痛。

3. 预防措施

（1）减小手术创伤、缩短手术时间，做好术后护理，减轻术后反应。

（2）让患者反复做正中咬合、前伸、侧方咬合运动，仔细检查并调𬌗，也可让患者在当日麻药消退后或次日复诊时行咬合检查并处理高点。

（3）先采用"8"交叉缝合的方法用缝线初步固定移植牙，防止其移位，拆线时再做进一步固定。

（4）术后详细交待注意事项，嘱患者严格遵守医嘱，按时复查，不适随诊。

三、感染

1. 原因

（1）患牙及受牙区存在明显的急、慢性感染，感染病灶未能去除就进行手术。

（2）手术创伤大、出血多、时间长，牙槽窝内炎性肉芽组织、残根、牙碎片及碎骨片等异物残留。

（3）无菌操作不严格。

（4）移植术后的酸蚀、粘接、固定等操作不规范，导致创口污染。

（5）患者未能严格执行术后医嘱。

2. 处理原则

（1）进行血细胞分类检查，常规使用抗菌药物进行全身抗感染治疗。若拔牙或移植创口内及周围有明显红肿甚至脓性分泌物溢出，可使用生理盐水反复冲洗创口，拆除 1~2 针过密的缝线，建立引流通道。切忌牙周探诊。

（2）对于植入人工骨填充材料的病例出现感染的概率更高。如果术区有明显红肿疼痛，皮温升高，建议使用抗菌药物抗感染治疗，一般 2~3 天症状即可消退。

3. 预防措施

（1）术前完善实验室检查，做好风险评估，制订合理手术方案，严格控制适应证。

（2）避免急性炎症期进行移植手术。

（3）术中微创操作、减少出血、缩短时间以及避免异物残留。

（4）加强无菌观念、严格无菌操作。对于同期植入人工骨填充材料的病例，要特别注意避免医源性或交叉感染。

（5）嘱患者严格执行术后医嘱。

四、窦道

1. 原因

（1）牙周脓肿：患牙术前有感染或感染没有完全消退，术中牙槽窝处理不彻底，预备牙槽窝冷却不足造成牙槽骨热损伤引起牙周组织感染，形成牙周脓肿，脓液从牙龈排出形成黏膜窦道。

（2）根尖周脓肿：受牙区牙槽窝炎性肉芽组织、牙碎片、碎骨片等残留，或供牙根尖折断牙髓外露、术后未及时进行根管治疗，引起根尖周脓肿，脓液从牙龈排出形成黏膜窦道。

（3）创口缝合过密，炎性渗出物或出血排出不畅，只能从牙龈排出，形成窦道。

2. 处理原则

（1）去除感染源，合理使用抗菌药物控制感染。

（2）拆除 1~2 针缝线，建立引流通道，使分泌物及时排出。

（3）如有脓肿形成，应在局麻下切开引流，生理盐水冲洗，放置引流条。

（4）及时对移植牙行根管治疗术，消除感染灶。

（5）如果经上述治疗后窦道仍然不能闭合，则建议拔除移植牙后选择其他方式修复缺牙。

3. 预防措施

（1）严格掌握自体牙移植的适应证，若炎症不能有效控制，应择期移植。

（2）手术操作规范轻柔，彻底清理牙槽窝，综合评估牙根折断供牙的取舍。

（3）改良缝合技术，利于渗出物及时排出。

（4）牙根未完全发育的供牙移植术后定期复查牙髓活力，如牙髓无活力应及时进行根管治疗，术后 3 个月内避免牙周探诊。

五、移植牙松动

1. 原因

（1）固定材料松动脱落。

（2）供牙移植后存在咬合高点。

（3）供牙牙根短小、牙根植入过浅和 / 或受牙区软组织黏膜量不足、牙槽骨骨量不足，术后附着丧失明显（图 4-1）。

（4）各种原因引起感染，导致移植牙牙根出现炎性吸收。

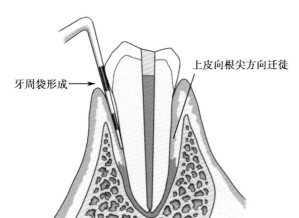

图 4-1　附着丧失合并牙周炎症的结果

（引自 Mitsuhiro Tsukiboshi 的 *Autotransplantation of Teeth*）

2. 处理原则

（1）重新行移植牙的弹性固定，必要时加强固定位置并适当延长固定时间。

（2）及时调磨消除咬合高点。

（3）术后 2 周内移植牙松动度在Ⅰ度以内，且术区无感染的情况，可不予特殊处理；

（4）术后 3 个月移植牙仍有Ⅰ度~Ⅱ度松动的，建议拆除固定材料，用移植牙咀嚼，在促进功能恢复的同时有助于移植牙的稳定；术后 6 个月如移植牙仍有Ⅱ度以上松动并出现明显附着丧失的，建议拔除移植牙后选择其他方式修复缺牙。

（5）未做根管治疗的移植牙若出现炎性吸收，应立即开始根管治疗，同时参照感染并发症的处理原则处理术区感染，若已做根管治疗的移植牙出现明显炎性吸收，建议拔除移植牙后选择其他方式修复缺牙。

3. 预防措施

（1）术后即刻的弹性固定应保证移植牙的松动度在Ⅰ度以内，并充分调𬌗消除咬合高点。

（2）若有多颗供牙可选，则应选择与受牙区牙槽窝匹配度更好的供牙。

（3）对骨量不足的受牙区同期可植入人工骨填充材料或自体骨来增加骨量，形成良好的初期稳定性。

（4）预防和控制感染。

六、活髓牙的牙髓坏死

1. 原因

（1）供牙牙体本身的龋坏未能及时治疗，导致龋病继续发展，影响牙髓。

（2）供牙牙周病变引起牙髓逆行性感染。

（3）供牙移植后未能出现牙髓血运的重建，反而出现牙髓坏死。

2. 处理原则

（1）尽快进行根管治疗，以免病变发展造成移植牙根尖病变。

（2）积极进行牙周治疗，尽快消除牙周病变的影响。

3. 预防措施

（1）术前积极治疗供牙𬌗面龋坏，术中注意检查邻面并治疗已有的龋坏。

（2）术后积极进行牙周维护，出现牙周问题及时就诊。

（3）建议完全发育的供牙在移植术后常规行根管治疗；对有牙髓血运重建可能的移植牙，术后定期复查牙髓活力，如有异常应及时行根管治疗。

七、牙根吸收

牙根吸收分为替代性吸收、炎性吸收和表浅吸收三类。研究证实，根面附着牙周膜缺失的范围和牙髓感染的存在与否决定了牙根吸收的类型。

当供牙根面上有活性的牙周膜发生广泛坏死或缺失时，牙骨质与牙槽骨直接接触，激活破骨细胞，引起牙根和牙槽骨吸收。同时，由于破骨细胞和成骨细胞的偶联作用，新骨的沉积也随之发生，由此出现牙根吸收并被骨组织替代的现象，其结果为根骨固连或根骨粘连，即骨组织和牙根融合在一起，形成替代性吸收（图4-2）。

当移植牙有牙髓感染和牙周膜部分坏死或缺失时，牙骨质中破骨细胞导致牙根表面吸收暴露根部牙本质，暴露的牙本质小管会成为外界与感染牙髓组织的通道，细菌及其产物可以通过小管迁移到牙根表面，并诱导炎性吸收的发生（图4-3，图4-4）。

移植牙经过根管治疗后可能发生两种结果——吸收停止或者持续替代性吸收。前者在吸收的牙本质表面有新牙骨质沉积和牙周膜形成，同时新生的骨组织填充吸收空洞，后者将随着时间延长发生骨组织和牙根的进一步融合。

当供牙牙周膜受到有限的局部损伤时，会发生仅限于牙骨质或牙本质表面的表浅吸收，这是修复前的短暂现象（图4-5）。因此，可以观察不做处理。需要注意的是当出现损伤加重时，有可能发展为炎性吸收。

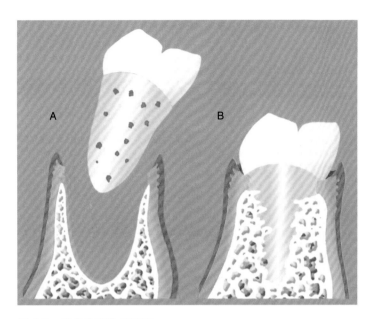

图 4-2　替代性吸收示意图

（引自 Mitsuhiro Tsukiboshi 的 *Autotransplantation of Teeth*）

A. 供牙根面上有活性的牙周膜发生广泛坏死或缺失

B. 移植后发生牙根吸收并被骨组织替代的现象，即骨组织和牙根融合在一起

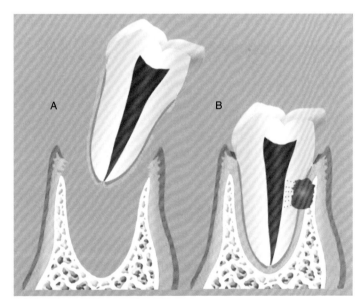

图 4-3　炎性吸收示意图

（引自 Mitsuhiro Tsukiboshi 的 *Autotransplantation of Teeth*）

A. 供牙牙周膜部分坏死或缺失，并有牙髓感染

B. 移植后牙骨质吸收，牙本质暴露，细菌及其产物可以通过牙本质小管迁移
　　到牙根表面，诱导牙本质持续进展的吸收，并形成硬组织空腔

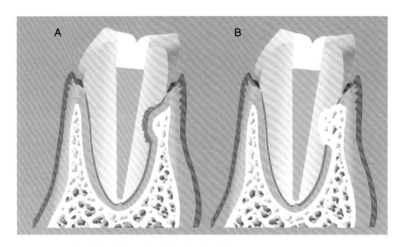

图 4-4　牙根炎性吸收经根管治疗后的结果

（引自 Mitsuhiro Tsukiboshi 的 *Autotransplantation of Teeth*）

A. 吸收停止，在吸收的牙本质表面有牙骨质沉积和正常牙周膜形成，空腔被新生的骨组织填充

B. 发生持续替代性吸收，牙根被牙槽骨替代，两者之间没有形成牙周膜

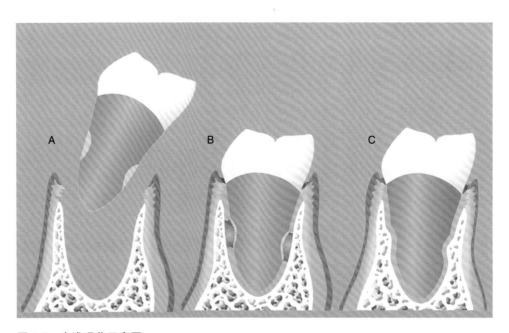

图 4-5　表浅吸收示意图

（引自 Mitsuhiro Tsukiboshi 的 *Autotransplantation of Teeth*）

A. 供牙牙周膜局部损伤

B. 移植后相应位置的牙骨质或牙本质发生表浅吸收

C. 吸收组织被重新修复

1. 原因

（1）供牙在拔出、试植、牙冠调磨或充填处理时,如果损伤牙周膜面积过大,（研究表明：如超过 2mm 宽的环形缺损或 16mm^2 以上的面状缺损区),将无法获得完全的新附着,导致牙骨质暴露于牙槽窝内,并最终产生牙根的炎性或替代性吸收。

（2）继发感染或移植术后牙髓坏死且未及时行根管治疗,导致牙根吸收。

（3）移植牙有咬合高点,引起咬合创伤,长期作用导致牙根吸收。

（4）供牙牙根与受牙区牙槽骨有接触过紧的位点,因应力集中可能导致牙根吸收。

2. 处理原则

（1）检查咬合,去除咬合高点,避免移植牙过早行使咀嚼功能。

（2）明确吸收种类,观察吸收进展情况。

（3）如果是术后未行根管治疗出现的炎性吸收,应立即进行根管治疗,消除炎症,阻止吸收进一步发展。若移植牙牙根吸收明显,松动Ⅲ度,无保留价值,应及时拔除移植牙。

（4）成人移植牙发生替代性吸收后的症状不明显,可以在长时间内行使功能,而青少年儿童则会在短期内出现移植牙松动,如果无法治疗,建议拔除移植牙,择期选择其他方法修复缺牙。

3. 预防措施

（1）规范操作,微创拔牙,离体检查处理时尽量减少对根面附着牙周膜的损伤和污染。

（2）仔细处理受牙区牙槽窝,彻底清除炎性组织,术后及时行根管治疗,避免引起根尖周病变。对于怀疑是牙髓休克的情况,应每个月定期复查并拍摄 X 线片。

（3）选择合适供牙,移植后检查咬合,去除咬合高点,避免咬合创伤。

（4）术后详细交待注意事项,嘱咐患者严遵医嘱,不适随诊。

八、附着丧失

1. 原因

（1）术中供牙周围软组织包绕不紧密,未能及时形成良好的龈牙结合部的封闭作用,继发牙龈牙周炎症,引起附着丧失。

（2）供牙牙周膜损伤,供牙与受牙区牙周组织未形成良好的牙周愈合。

（3）受牙区牙槽骨骨量不足,或预备受牙区牙槽窝时,损伤周围牙槽骨,移植后牙龈组织没有良好的骨壁支撑,引起牙龈退缩,牙周附着丧失。

（4）供牙植入受牙区牙槽窝内位置过浅,人为导致根周牙槽骨高度相对减低,附着降低。

（5）移植牙创伤秴伴发牙周炎症后引起附着丧失。

（6）供牙牙根本身有部分附着丧失。

（7）用于恢复受牙区牙槽窝骨壁完整性而采取的牙周植骨术或引导牙周组织再生术失败,植骨材料流失吸收,牙龈软组织下未形成有效骨组织支持,继而出现附着丧失。

2. 处理原则

（1）若无炎症表现,移植牙无明显松动,仅有轻微附着丧失,可定期复查,必要时择期通过牙周膜龈手术进行根面覆盖处理获得改善或防止附着丧失进展。

（2）积极消除已有牙周炎症,避免附着丧失持续性进展。移植牙明显松动时,应及时拔除移植牙,择期选择其他方法修复缺牙。

3. 预防措施

（1）合理选择适应证和供牙。

（2）术中对黏膜软组织做严密缝合,使牙龈与供牙紧密贴合。

（3）尽量避免对供牙根面牙周膜及受牙区软硬组织的损伤。

（4）必要时采用引导牙周组织再生术和 / 或牙周植骨术恢复部分牙槽窝骨壁完整性,以使牙周组织有良好的支撑。

（5）将供牙植入受牙区牙槽窝内的合适位置,即供牙的釉牙骨质界位于受牙区牙槽窝嵴顶上下1mm 为宜。

（6）避免创伤殆。

（7）术后注意口腔卫生,维护牙周健康,预防牙周炎症。

牙槽内移植和意向再植的术中、术后并发症的原因和防治与传统移植基本一致,不再赘述。

第三节
自体牙移植的术后评价

自体牙移植术后需要明确成功的标准，才能对手术治疗做出正确的评价。

一、自体牙移植的成功标准

决定自体牙移植成功的基础是牙齿和牙周组织的完全愈合、获得持续的功能以及维持牙齿 - 牙槽骨复合体的健康。

本书参考 Mitsuhiro Tsukiboshi 博士推荐的标准，结合编者经验和国内外学者的研究总结了自体牙移植的成功标准如下。

对于未发育完全的移植牙，成功的标准为：牙周膜愈合且没有牙根的进行性吸收、牙龈愈合且没有牙周袋形成、牙髓的愈合和再血管化以及牙根继续形成且有正常的牙槽骨支持。对于发育完全的移植牙，成功的标准为：牙周膜、牙龈以及牙槽骨的正常愈合，牙髓去除后得到完善的根管治疗。

二、自体牙移植的术后评价

参考牙种植的评价，自体牙移植的术后评价分为成功、存留和失败三类，相应可以计算成功率、存留率和失败率，即成功、存留和失败移植牙数目所占总移植牙数目的比例。

成功的移植牙是指临床检查时达到上述成功的标准，详细内容包括：①牙齿稳固且有生理动度；②叩诊音正常；③功能良好；④没有牙周袋形成；⑤没有炎症迹象；⑥没有不适感。影像学检查：①有正常宽度的牙周膜间隙；②没有进行性牙根吸收的迹象；③牙槽骨边缘有 X 线阻射线（骨白线）。

存留移植牙是指临床检查时还存留在口腔内的移植牙。不仅包括成功的移植牙，还包括能行使部分功能，但周围软组织有炎症表现的移植牙。影像学检查显示：牙根及周围骨组织有不同程度吸收，多次复诊，无明显改善迹象。

失败移植牙是指临床检查时移植牙脱落，或虽未脱落但Ⅲ°松动，或有牙周组织红肿且不能行使功能的移植牙，影像学检查显示：牙根有明显吸收，或其周围骨组织有大部分吸收，多次复诊，问题逐渐加重。

虽然自体牙移植的术后评价指标已经基本明确，但仍然需要通过大量临床病例来验证和分析，这是一项需要持续进行的长期工作。

第五章

自体牙移植术后的根管治疗术和（显微）根尖外科手术

第一节
自体牙移植术后的根管治疗术

自体牙移植术后的根管治疗术是防止移植牙术后牙根吸收的必要治疗步骤。但并不是所有的移植牙都需要接受根管治疗术。首先我们要判断移植牙根尖是否发育完成,因为根尖未发育完成的移植牙存在牙髓愈合的可能性。所以,移植牙根管治疗术之前需要正确评估,选择合适的适应证和时机,采取规范的手术步骤完成治疗。

一、评估

1. **牙根发育情况** 对于未完全发育的移植牙,应反复检查牙髓活力,结合 X 线片,慎重进行根管治疗术。因为未完全发育牙齿的根尖孔是敞开的,呈喇叭口样,大多数牙髓在短期内处于休克期,之后血运逐渐恢复,可能发生牙髓再生。所以,术后需要定期进行临床和影像学复查,复查时间建议为术后 1,2,3,6,12 个月,之后每年 1 次,直至牙根完全发育。即使检查牙髓电活力反应阴性或迟钝,也建议持续观察,避免过早进行根管治疗术而丧失牙髓愈合及牙根继续发育的可能。对于牙根发育完成的移植牙,因为根尖孔已经闭合,移植术后很难发生牙髓再生,常规进行根管治疗术。

2. **口内检查** 了解供牙的植入方向、松动情况、牙周情况、固定装置情况。如植入方向改变则需要改变常规根管治疗术操作的角度,如供牙松动度较大则不进行橡皮障隔离;如牙周存在炎症则需要观察并分析炎症的来源;如固定装置松脱需重新固定。

3. **影像学检查** 拍摄移植牙根尖片或 CBCT,了解牙齿𬌗面距髓室的距离,髓室顶距髓室底的距离,髓腔根管是否存在钙化、牙根发育情况、根管长度、根管数量、根管走向等,评估根管治疗术难度。

4. **医患准备** 明确告知患者第三磨牙因个体差异大,根管形态、数目、发育情况均与第一磨牙、第二磨牙有所不同,治疗过程中极可能出现遗漏根管、根管内台阶形成、根管内器械分离等情况。

二、适应证和时机

1. **牙根发育完成的移植牙** 包括已经实施根管逆行充填的移植牙,常规在术后 2~4 周即可开始进行根管治疗术,而且为减少对供牙牙周膜的损伤,不推荐术中在口外同期进行根管治疗术。也可以在严格控制离体时间(推荐 30 分钟内)和确保供牙牙周膜不受损伤的前提下,术中对供牙进行直视体外根管治疗术,以减少根管治疗术后疾病的发生率。

2. **发生牙髓坏死的牙根未发育完成的移植牙** 对于牙根未发育完成的移植牙,无论在移植术后多长时间,一旦发现移植牙发生牙髓坏死,需要即刻实施根管治疗术。Mitsuhiro Tsukiboshi 博士在他的书中则进一步提出:对于术后牙髓完全坏死或部分坏死,需要分别实施根尖诱导成形术或根尖再生术。

三、手术步骤

1. 初诊 移植后 2~4 周开始根管治疗术的第一步,即:根管预备。与其他牙齿根管治疗术不同之处在于:①大多数移植牙治疗时,仍处于松动Ⅰ度~Ⅱ度之间,所以治疗时不要造成移植牙的进一步松动;②治疗中尽量使用显微镜,以免遗漏根管;③推荐使用氢氧化钙制剂进行根管内封药,以减少根尖区及根周区炎症发生及未来可能出现的牙根吸收。具体步骤如下。

(1)开髓,彻底清除冠髓后摘除根管内牙髓。

(2)确定根管数目后探查根管冠 2/3 和根尖 1/3。

(3)确定工作长度:使用根尖定位仪或者根管内插入 K 锉后,拍摄患牙根尖测长片。

(4)预备根管至工作长度并修整根管壁。

(5)根管消毒并充分荡洗。

(6)拍摄插入主牙胶尖的根尖片(图 5-1)。

(7)干燥根管后在根管内封氢氧化钙制剂(图 5-2)。

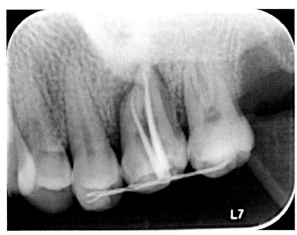 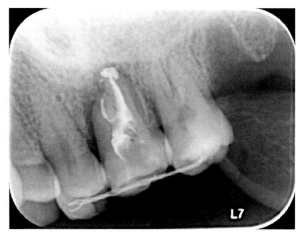

图 5-1 根管内插入主牙胶尖后拍摄根尖片示第一磨牙的近中和远中两个主牙胶尖

图 5-2 根管内封药(封药后即刻根尖片示药物完全进入根管并到达根尖部)

2. 复诊 初诊封药 3~4 周后复诊完成根管充填和树脂充填,具体步骤如下。

(1)分别去除和清理髓腔和根管内暂封药物。

(2)干燥根管后充填根管封闭剂。

(3)使用热熔牙胶系统充填根管(图 5-3)。

(4)树脂充填:选与邻牙相近颜色的树脂进行充填,要求树脂与洞壁密切接触,不能有空隙和气泡,首先逐层充填邻面,然后再充填𬌗面,第一层树脂厚度要 <1mm,以后每层厚度 <2mm,用树脂充填器修整𬌗面形态,分层光照,光照固化时间为 40~60 秒,此步按商品说明操作。

(5)检查咬合,调𬌗抛光。

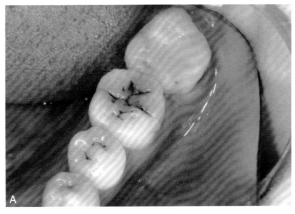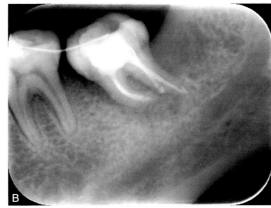

图 5-3　左下颌第二磨牙移植并根管充填后

A. 左下颌第二磨牙移植后与周围软组织愈合良好

B. 根尖片示左下颌第二磨牙移植后根管充填到位,并与周围骨组织愈合良好

四、常见并发症的原因及防治

1. 髓腔侧壁及根管侧壁穿孔

（1）原因:开髓方向不正确。

（2）处理方法:使用 MTA 材料进行穿孔部位局部修补。

（3）预防措施:术前正确评估,操作方向正确。

2. 遗漏根管

（1）原因:髓腔清理不彻底、根管口显露不充分。

（2）处理方法:根管显微镜下仔细观察、探查,配合超声器械去除局部阻挡硬组织。

（3）预防措施:使用根管显微镜进行治疗。

3. 根管内器械分离

（1）原因:术前评估不充分,没有对根管锉进行适当预弯;未使用新锉针。

（2）处理方法:以合适方式告知患者;建立旁路为优选方式;弯曲根尖 1/3 区域、未超出根尖孔的分离器械,可加压根充后观察,永久性修复;分离器械超出根周膜腔、根尖周膜腔,显微镜下取出为首选;将分离器械上方根管治疗术和根管外科取出分离器械的方法作为消除患者症状的最后尝试。

（3）预防措施:术前充分评估,适当预弯,使用新锉针。

4. 根管内台阶形成

（1）原因:术前评估不充分,没有对根管锉进行适当预弯,小号锉未预备充分即使用大号锉进行根管预备。

（2）处理方法:使用小号锉探查、试行建立旁路进行根管预备;如无法建立旁路,可对预备完成的根管进行根管充填后观察。

（3）预防措施:术前充分评估,使用新锉针,进行适当预弯,严格按照器械顺序进行预备,可以使用小号锉进行根管回锉以保障通畅。

5. 封药后疼痛

（1）原因：氢氧化钙药物超出根尖孔形成局部刺激。

（2）处理方法：无须处理，通常 2~3 日后自行缓解。

（3）预防措施：进行封药时根尖区勿施加过大压力，边注射药物边向冠方提拉。

6. 根管治疗术后窦道形成

（1）原因：存在遗漏根管或钙化根管；根管内存在分离器械或台阶未进行完善的根管治疗术。

（2）处理方法：如因存在遗漏根管，尝试重新进行根管治疗术；如因根管钙化、根管内存在分离器械或台阶，试行根尖外科手术治疗。严重时需拔除患牙。

（3）预防措施：使用根管显微镜，使用新锉针，尽量避免遗漏根管、根管内器械分离及台阶形成。

自体牙移植术中联合应用（显微）根尖外科手术

在自体牙移植术过程中，针对供牙根尖重度弯曲或者根尖意外折断的情况，通常需要联合应用（显微）根尖外科手术，以利于后期根管治疗术的完成，去除坏死牙髓，形成良好根尖封闭。

一、适应证

1. 意外折断，后期完成根管治疗术困难（图 5-4）。

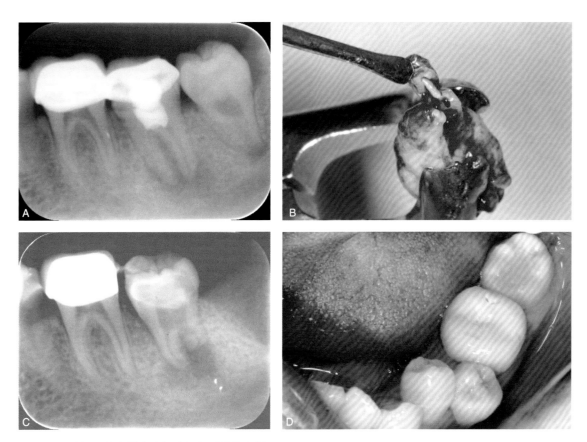

图 5-4　一例 24 岁女性患者根尖折断后移植病例

A. 左下颌第三磨牙术前 X 线片示左下颌第二磨牙因严重根分叉病变，无法保留，左下颌第三磨牙牙根发育良好，冠根比合适，可以作为供牙替代左下颌第二磨牙

B. 拔出左下颌第三磨牙时远中根根尖折断

C. 逆时针旋转 90°后移植至左下颌第二磨牙位置，术后即刻根尖片示供牙完全植入牙槽窝内，远中根尖缺失，根尖周透射影明显

D. 术后 2 个月检查移植牙及周围软组织愈合良好

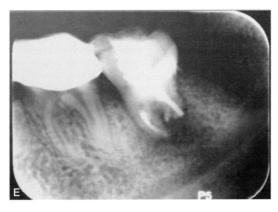
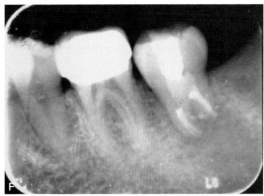

图 5-4（续）

E. 术后 2 个月根尖片示根管治疗术完成,根尖周透射影缩小

F. 术后 4 个月根尖片示移植牙根尖周透射影消失

2. 根尖重度弯曲,牙槽窝就位困难、后期难以完成根管治疗术（图 5-5）,联合应用根尖外科手术获得良好效果。

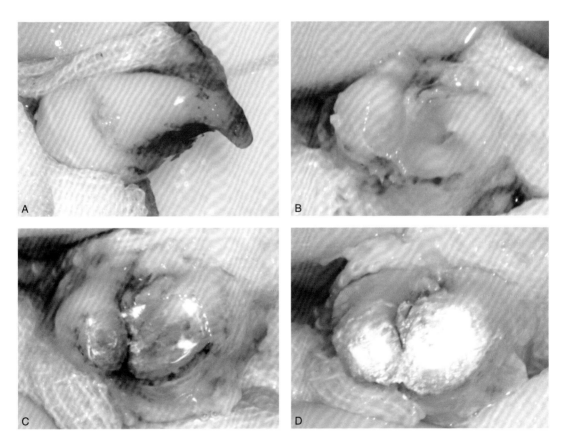

图 5-5　一例 26 岁女性患者牙根重度弯曲联合应用根尖外科手术

A. 供牙（左下颌第三磨牙）拔出后,示根尖重度弯曲

B. 采用金刚砂车针切除弯曲根尖部分

C. 采用 700 号裂钻进行根管逆行预备

D. 根管逆行充填生物陶瓷材料

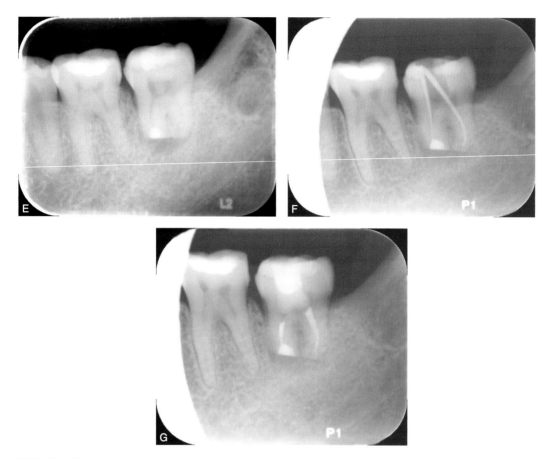

图 5-5（续）

E. 移植至左下颌第二磨牙术后即刻根尖片,示牙齿复位良好,远中根逆行充填材料脱落

F. 移植术后 4 周根管充填前试主尖的根尖片

G. 根管充填后即刻根尖片,示根管充填良好

二、手术步骤及要点（图 5-6）

　　自体牙移植中联合应用(显微)根尖外科手术的步骤和要点基本同意向再植术,特别要注意的是应先修整好牙槽窝,再行体外根尖外科手术,避免供牙在就位过程中逆行充填材料脱落。另外,供牙通常未行根管治疗术,无牙胶引导方向,需要注意逆行根管预备的方向。

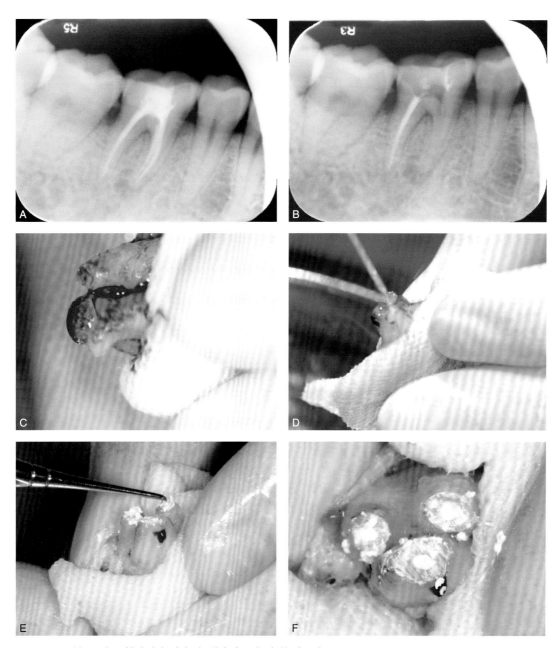

图 5-6　一例 30 岁男性患者根尖折断联合应用根尖外科手术

A. 术前根尖片示右下颌第一磨牙根管治疗术后，近中根根尖周透射影

B. 去除近中根管牙胶见颊舌向根裂，无法治疗，建议拔除右下颌第一磨牙

C. 自体牙移植术中因供牙（右下颌第三磨牙）牙根弯曲导致根尖部分折断

D. 评估供牙，未见根裂等

E. 根尖切除、根管逆行预备后逆行充填生物陶瓷材料

F. 逆行充填完成，示充填良好

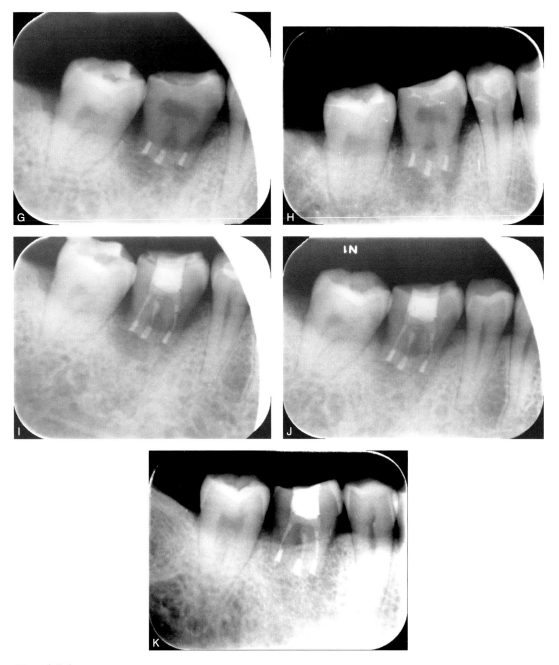

图 5-6（续）

G. 术后即刻根尖片，示牙齿就位良好

H. 术后 1 个月随访根尖片，示牙根周牙槽骨再生良好

I. 术后 2 个月完成根管治疗术

J. 根管治疗术后 2 个月随访根尖片，示根尖周、牙周牙槽骨恢复良好

K. 移植术后 1 年随访根尖片，根尖周、牙周无透射影，牙槽骨高度有明显增加

参考文献

1. TSUKIBOSHI M, ANDREASEN J O, ASAI Y, et al. Autotransplantation of teeth Chicago: Quintessence Pub. Co., 2001.

2. 侯锐, 田磊. 自体牙移植术历史与展望. 中国实用口腔科杂志. 2013, 6（8）: 452-454.

3. ESKICI A, DROSCHL H. Autotransplantation: technic and long-term results. J Parodontol., 1989, 8（2）: 169-177.

4. APFEL H. Preliminary work in transplanting the third molar to the first molar position. J Am Dent Assoc, 1954, 48（2）: 143-150.

5. NORDENRAM A. Autotransplantation of teeth. A clinical and experimental investigation. Acta Odontol Scand, 1963, 21: Suppl 33: 7-76.

6. ERMOLOV V F. Transplantation of dental follicles in children. Stomatologiia（Mosk）, 1967, 46（1）: 100.

7. CAPRIOGLIO D, DE RISKY S, NIDOLI G. Autografts of tooth germs of the lower 3d molar. RivItal Stomatol, 1967, 22（6）: 641-662.

8. THONNER K E. Autogenous transplantation of uneruptedmaxillary canines: a clinical and histological investigation over five years. Trans Br Soc Study Orthod, 1969-1970, 5（6）: 159-165.

9. CONKLIN W W. Transplantation of third molar into edentuloussite. Oral Surg Oral Med Oral Pathol, 1974, 38（2）: 193-197.

10. ANDREASEN J O, PAULSEN H U, YU Z, et al. A long-term study of 370 autotransplanted premolars. Part I. Surgical procedures and standardized techniques for monitoring healing. Eur J Orthod, 1990, 12（1）: 3-13.

11. ANDREASEN J O, PAULSEN H U, YU Z, et al. A long-term studyof 370 autotransplanted premolars. Part Ⅱ. Tooth survival and pulp healing subsequent to transplantation. Eur J Orthod, 1990, 12（1）: 14-24.

12. ANDREASEN J O, PAULSEN H U, YU Z, et al. A long-term study of 370 autotransplanted premolars. Part Ⅲ. Periodontal healing subsequent to transplantation. Eur J Orthod, 1990, 12（1）: 25-37.

13. ANDREASEN J O, PAULSEN H U, YU Z, et al. A long-term study of 370 autotransplanted premolars. Part Ⅳ. Root development subsequent to transplantation. Eur J Orthod, 1990, 12（1）: 38-50.

14. 邱蔚六. 口腔颌面外科学. 3版. 北京: 人民卫生出版社, 1995.

15. TSUKIBOSHI M. 自体牙移植. 侯锐, 周宏志. 北京: 人民军医出版社, 2013.

16. 侯锐. 自体牙移植术简介. 中国实用口腔科杂志. 2013, 6（8）: 449-452.

17. 胡开进.牙及牙槽外科学.北京:人民卫生出版社,2016.

18. 中华口腔医学会.临床技术操作规范(口腔医学分册).北京:人民卫生出版社,2017.

19. NAGORI S A, JOSE A, BHUTIA O, et al. Evaluating success of autotransplantation of embedded/ impacted third molars harvested using piezosurgery: a pilot study. Acta Odontol Scand, 2014, 72(8): 846-851.

20. ROBINDRO SINGH W, AHEUBAM K, NAMEIRAKPAM A. Post-Odontomaautotransplantation of an impacted tooth: A case report. J Oral Biol Craniofac Res, 2015, 5(2): 120-123.

21. 中华口腔医学会牙及牙槽外科专业委员会.自体牙移植术规范化操作流程中国专家共识.中国口腔颌面外科杂志,2020,18(05):390-394.

22. 侯锐,自体牙移植多媒体网络教程.北京:人民卫生电子音像出版社,2021.

23. 许广杰,陈媛丽,侯锐,等.自体牙移植术大鼠动物模型的建立.口腔医学.2018,38(5):385-389.

24. 侯锐,许广杰,惠小勇,等.自体牙移植300例临床分析.中国口腔颌面外科杂志,2018,16(01):25-28.

25. 惠小勇,许广杰,杨霞,等.自体牙移植的优缺点及其与口腔多学科的关系及应用.中国实用口腔科杂志,2020,13(01):60-64.

26. 惠小勇,侯锐,许广杰,等.自体牙移植术前难度预判因素的筛选及分析.中国口腔颌面外科杂志,2020,18(02):132-135.

27. 侯锐,惠小勇,许广杰,等.供牙三维打印模型在自体牙移植围手术期应用的临床观察.中华口腔医学杂志,2020,55(09):647-653.

28. 甘典,惠小勇,杨霞,等.3D打印供牙模型在自体牙移植术教学中的问卷调查分析.中华口腔医学研究杂志.2021,15(1):40-45.

29. 李永清,惠小勇,许广杰,等.自体牙移植预后的影响因素.实用口腔医学杂志,2021,37(04):580-584.

30. 李永清,惠小勇,许广杰,等.自体牙移植修复单颗牙缺失预后因素的筛选及分析.中华口腔医学杂志,2022,57(05):495-502.

31. 侯锐,周宏志,许广杰,等.CGF复合骨填充材料用于下颌中低位阻生第三磨牙自体移植至第二磨牙愈合效果的临床研究.中国口腔颌面外科杂志,2016,14(10)增刊:141.

32. LIM J H, HUH J K, PARK K H, et al. Autotransplantation of an impacted premolar using collagen sponge after cyst enucleation. J Endod, 2015, 41(3): 417-419.

33. 侯锐,杨霞,许广杰,等.海奥口腔修复膜复合骨填充材料在低位阻生第三磨牙自体牙移植术中的应用.转化医学电子杂志,2016,3(6):92.

34. YU H J, QIU L X, WANG X Z. Long-term follow-up of autogenous canine transplants with application of guided bone regeneration. Int J Oral MaxillofacSurg, 2014, 43(3): 355-361.

35. LEE S J, KIM E. Minimizing the extra-oral time in autogeneous tooth transplantation: use of computer-aided rapid prototyping(CARP) as a duplicate model tooth. Restor Dent Endod, 2012, 37(3): 136-141.

36. PARK J M, TATAD J C, LANDAYAN M E, et al. Optimizing third molar autotransplantation:

applications of reverse-engineered surgical templates and rapid prototyping of three-dimensional teeth. J Oral Maxillofac Surg, 2014 , 72（9）: 1653-1659.

37. PLAKWICZ P, KAPUSCINSKA A, KUKULA K, et al. Pulp revascularization after repositioning of impacted incisor with a dilacerated root and a detached apex. J Endod, 2015 , 41（6）: 974-979.

38. FUJITA T, SHIRAKURA M, HAYASHI H, et al. Uprighting of severely impacted mandibular second molars: a case report. Aust Orthod J, 2012, 28（2）: 258-264.

39. SCHATZ J P, DE BAETS J, JOHO J P. Intra-alveolar surgical uprighting of impacted teeth: a case report. Endod Dent Traumatol, 1997, 13（2）: 92-95.

40. PARK Y S, BAEK S H, LEE W C, et al. Autotransplantation with simultaneous sinus floor elevation. J Endod, 2012, 38（1）: 121-124.

41. PANG N S, CHOII Y K, KIM K D, et al. Autotransplantation of an ectopic impacted premolar with sinus lift and allogenicbone graft. Int Endod J, 2011, 44（10）: 967-975.

42. BAUSS O, SCHWESTKA-POLLY R, SCHIKE R, et al. Effect of different splinting methods and fixation periods on root development of autotransplanted immature third molars. J Oral MaxillofacSurg, 2005, 63（3）: 304-310.

43. AKKOCAOGLU M, KASABOGLU O. Success rate of autotransplanted teeth without stabilisation by splints: a long-term clinical and radiological follow-up. Br J Oral MaxillofacSurg, 2005, 43（1）: 31-35.

44. 胡开进 . 标准拔牙手术图谱 . 2 版 . 北京: 人民卫生出版社, 2017.

45. CHUNG W C, TU Y K, LIN Y H, et al. Outcomes of autotransplanted teeth with complete root formation: a systematic review and meta-analysis. J Clin Periodontol, 2014, 41（4）: 412-423.

46. MACHADO L A, DO NASCIMENTO R R, FERREIRA D M, et al. Long-term prognosis of tooth autotransplantation: a systematic review and meta-analysis. Int J Oral MaxillofacSurg, 2016, 45（5）: 610-617.

47. VERWEIJ J P, TOXOPEUS E E, FIOCCO M, et al. Success and survival of autotransplanted premolars and molars during short-term clinical follow-up. J Clin Periodontol, 2016, 43（2）: 167-172.

48. MERTENS B, BOUKARI A, TENENBAUM H. Long-term follow up of post-surgical tooth autotransplantation: a retrospective study. J Investig Clin Dent, 2016, 7（2）: 207-214.

49. JANG Y, CHOI Y J, LEE S J, et al. Prognostic factors for clinical outcomes in autotransplantation of teeth with complete root formation: survival analysis for up to 12 years. J Endod, 2016, 42（2）: 198-205.

50. MENDES R A, ROCHA G. Mandibular third molar autotransplantation—literature review with clinical cases. J Can Dent Assoc, 2004, 70（11）: 761-766.

51. YOSHINO K, KARIYA N, NAMURA D, et al. A retrospective survey of autotransplantation of teeth in dental clinics. J Oral Rehabil, 2012, 39（1）: 37-43.

52. CZOCHROWSKA E M, STENVIK A, BJERCKE B, et al. Outcome of tooth transplantation: survival and success rates 17-41 years posttreatment. Am J Orthod Dentofacial Orthop, 2002, 121（2）: 110-119.

53. JOE EDITORIAL BOARD. Endodontic surgery: an online study guide. J Endod, 2008, 34（5 Suppl）: e53-e63.

54. 桂和明,王唯唯,杜丽娟,等.重度牙周病患牙拔除后即刻自身牙移植2年疗效与体会.国际口腔医学杂志,2008,35(4):358-360.

55. ZACHRISSON B U, STENVIK A, HAANACS H R. Management of missing maxillary anterior teeth with emphasis on autotransplantation. Am J Orthod Dentofac Orthop, 2004, 126(3):284-288.

56. CROSS D, El-ANGBAWI A, MCLAUGHLIN P, et al. Developments in autotransplantation of teeth. Surgeon, 2013, 11(1):49-55.

57. TSUKIBOSHI M. Autotransplantation of teeth: requirements for predictable success. Dent Traumatol, 2002, 18(4):157-180.

58. WALDON K, BARDE S K, SPENCER R J, et al. Indications for the use of auto-transplantation of teeth in the child and adolescent. Eur Arch Paediatr Dent, 2012, 13(4):210-216.

59. POHL Y, FILIPPI A, TEKIN U, et al. Periodontal healing after intentional auto-alloplasticreimplantation of injured immature upper front teeth. J ClinPeriodontol, 2000, 27(3):198-204.

60. LARSON T D. Causes and treatment of root resorption. Northwest Dent, 2010, 89(3):45-47.

61. DENYS D, SHAHBAZIAN M, JACOBS R, et al. Importance of root development in autotransplantations: a retrospective study of 137 teeth with a follow-up period varying from 1 week to 14 years. Eur J Orthod, 2013, 35(5):680-688.

62. YOSHINO K, ISHIZUKA Y, SUGIHARA N, et al. Gender difference in tooth autotransplantation with complete root formation: a retrospective survey. J Oral Rehabil, 2013, 40(5):368-374.

63. SUGAI T, YOSHIZAWA M, KOBAYASHI T, et al. Clinical study on prognostic factors for autotransplantation of teeth with complete root formation. Int J Oral Maxillofac Surg, 2010, 39(12):1193-1203.

64. HARZER W, RUGER D, TAUSCHE E. Autotransplantation of first premolar to replace a maxillary incisor-3D-volume tomography for evaluation of the periodontal space. Dent Traumatol, 2009, 25(2):233-237.

65. KAKU M, SHIMASUE H, OHTANI J, et al. A case of tooth autotransplantation after long-term cryopreservation using a programmed freezer with a magnetic field. Angle Orthod, 2015, 85(3):518-524.

66. WAIKAKUL A, PUNWUTIKORN J, KASETSUWAN J, et al. Alveolar bone changes in autogenous tooth transplantation. Oral Surg Oral Med Oral Pathol Oral RadiolEndod, 2011, 111(3):e1-e7.

67. AIZENBUD D, ZAKS M, ABU-El-NAAJ I, et al. Mandibular premolar autotransplantation in cleft affected patients: the replacement of congenital missing teeth as part of the cleft patient's treatment protocol. J CraniomaxillofacSurg, 2013, 41(5):371-381.

68. MENSINK G, KARAGOZOGLU K H, STRACKEE S D, et al. Autotransplantation of two maxillary premolars in a free vascularized fibula reconstructed mandible. Int J Oral MaxillofacSurg, 2011, 40(2):219 221.

69. LANDES C A, GLASL B, LUDWIG B, et al. Tooth autotransplantation in a free iliac crest graft for prostheticreconstruction. J CraniofacSurg, 2008, 19(5):1281-1286.

70. LIM W H, CHUN Y S. Orthodontic treatment combined with autotransplantation after removal of

ameloblastoma. Am J Orthod Dentofacial Orthop, 2009，135（3）: 375-379.

71. OSTME R L, MOREIRA NETO J J, DE ARAUJO L A D, et al. Autotransplantation of immature third molars and orthodontic treatment after en bloc resection of conventional ameloblastoma. J Oral MaxillofacSurg, 2015, 73（9）: 1686-1694.

72. KOKIA S, FUKUYAMA E, SATO Y, et al. Comprehensive treatment approach for bilateral cleft lip and palate in an adult with premaxillary osteotomy, tooth autotransplantation, and 2-jaw surgery. Am J Orthod Dentofacial Orthop, 2015，147（1）: 114-126.

73. FIORENTINO G, VECCHIONE P. Multiple congenitally missing teeth: treatment outcome with autologoustransplantation and orthodontic space closure. Am J Orthod Dentofacial Orthop, 2007, 132（5）: 693-703.

74. BAUSS O, ENGELKE W, FENSKE C, et al. Autotransplantation of immature third molars into edentulous and atrophied jaw sections. Int J Oral Maxillofac Surg, 2004，33（6）: 558-563.

75. VRIENS J P, FREIHOFER H P. Autogenous transplantation of third molars in irradiated jaws--a preliminary report. J Craniomaxillofac Surg, 1994, 22（5）: 297-300.

76. ASHKENAZI M, LEVIN L. Metal tooth-like surgical templates for tooth autotransplantation in adolescents. Dent Traumatol, 2014, 30（1）: 81-84.

77. SHAHBAZIAN M, JACOBS R, WYATT J, et al. Accuracy and surgical feasibility of a CBCT-based stereolithographicsurgicalguide aiding autotransplantation of teeth: in vitro validation. J Oral Rehabil, 2010, 37（11）: 854-859.

78. YOSHINO T, OKAMOTO H. A clinical application of autotransplantation using furcation-involved root. J Clin Periodontol, 2001, 28（3）: 201-206.

79. YOSHIZAWA M, KOYAMA T, IZUMI N, et al. Autotransplantation or replantation of cryopreserved teeth: a case series and literature review. Dent Traumatol, 2014, 30（1）: 71-75.

80. SCHWARTZ O. Cryopreservation as long-term storage of teeth for transplantation or replantation. Int J Oral Maxillofac Surg, 1986, 15（1）: 30-32.

81. TEMMERMAN L, De PAUW G A, BEELE H, et al. Tooth transplantation and cryopreservation: state of the art. Am J Orthod Dentofacial Orthop, 2006，129（5）: 691-695.

82. 侯锐,许广杰,惠小勇,等.自体牙移植300例临床分析.中国口腔颌面外科杂志,2018,16（1）: 25-28.

83. 王晓仪.现代根管治疗学.北京:人民卫生出版社,2001.

84. 王捍国.显微根管外科彩色图谱.北京:人民卫生出版社,2016.

85. 桂和明,王唯唯,杜丽娟,等.重度牙周病患牙拔除后即刻自身牙移植2年疗效与体会.国际口腔医学杂志,2008,35（4）: 358-360.